常见病自我诊查保养三步走

内分泌和代谢系统疾病防与治

主 编 曲建梅

中国中医药出版社

·北 京·

图书在版编目（CIP）数据

内分泌和代谢系统疾病防与治 / 曲建梅主编 . —北京：中国中医药出版社，2017.7

（常见病自我诊查保养三步走）

ISBN 978 – 7 – 5132 – 4286 – 8

Ⅰ . ①内⋯ Ⅱ . ①曲⋯ Ⅲ . ①内分泌病—防治 ②代谢病—防治 Ⅳ . ① R58

中国版本图书馆 CIP 数据核字（2017）第 132559 号

中国中医药出版社出版

北京市朝阳区北三环东路 28 号易亨大厦 16 层

邮政编码 100013

传真 010 64405750

廊坊市三友印务装订有限公司印刷

各地新华书店经销

开本 880×1230 1/32 印张 7.5 字数 166 千字

2017 年 7 月第 1 版 2017 年 7 月第 1 次印刷

书号 ISBN 978 – 7 – 5132 – 4286 – 8

定价 35.00 元

网址 www.cptcm.com

社 长 热 线 010-64405720

购 书 热 线 010-89535836

侵 权 打 假 010-64405753

微信服务号 zgzyycbs

微商城网址 https://kdt.im/LIdUGr

官 方 微 博 http://e.weibo.com/cptcm

天猫旗舰店网址 https://zgzyycbs.tmall.com

如有印装质量问题请与本社出版部联系（010 64405510）

内容简介

　　本书分别从认识疾病、预防治疗、日常保养三个方面来了解内分泌和代谢系统疾病，具有很强的实用性。本书共分为 12 个部分，阐述了糖尿病、低血糖症、痛风、肥胖症、更年期综合征、甲状腺炎、甲状腺功能亢进症、甲状腺功能减退症、甲状腺癌、骨质疏松症、性早熟、血脂异常 12 种内分泌和代谢系统疾病的基本知识、预防治疗及生活注意事项。

　　本书语言简洁明了，通俗易懂，并配以简单的图片，使读者能够很容易地了解内分泌和代谢系统疾病的相关知识。本书可帮助广大民众了解和掌握一些典型内分泌和代谢系统疾病的基础知识，预防这些内分泌和代谢系统疾病的发生。

《内分泌和代谢系统疾病防与治》
编 委 会

前　言

　　在人体中，有皮肤系统、骨骼肌肉系统、循环系统、呼吸系统、消化系统、泌尿系统、生殖系统、神经系统和内分泌系统。相较于其他系统，人们对内分泌系统知之甚少。但是，内分泌系统又是人体极为重要的组成部分。内分泌系统生产、储存和释放的激素，通过血液或者组织液，协调着全身功能，维系着人体的生长、发育、繁衍。因此，对内分泌和代谢系统疾病的认识急需加强。

　　我们对于疾病的认识往往只停留在疾病的治疗上，而忽视了它的预防，其实疾病的预防同样重要，所以我们要去了解疾病，知道它的发病原因、症状、发病机制，防止它们伤害我们。当然内分泌和代谢系统方面的疾病也不例外，我们要了解它的一切特点，与相似疾病鉴别开来，才能够更有针对性地进行预防。但是如果已经患上了某种内分泌和代谢系统疾病也不要惊慌，一定要积极配合医生的治疗。而在生活中我们也可以从饮食和生活习惯方面最大程度地减轻疾病对身体的伤害，以保护自己。为此我们结合相关经验编写了本书。

　　本书语言简洁明了，通俗易懂，并配以简单清晰的图片，使读者能够很容易地了解内分泌和代谢系统疾病的相关知识。本书可帮助广大民众了解和掌握一些典型内分泌和代谢系统疾病的基础知识，预防这些内分泌和代谢系统疾病的发生。

由于编者水平有限，书中如存有不足之处，希望各位读者及同仁多提宝贵建议，以便在修订时加以提高，同时也希望本书能为广大民众的身体健康作出贡献。

编者

2017 年 6 月

目　录

一 糖尿病

糖尿病，顾名思义，就是"尿中有糖"。但事实上并不是糖尿病患者的尿中都有糖，尿中有糖也不都是糖尿病。判断是否为糖尿病，关键是血糖是不是升高到一定水平。可以说，糖尿病是一种因为血糖升高而导致尿中有糖的疾病。糖尿病是遗传因素和环境因素长期共同作用导致的一种慢性病，其产生的根本原因是胰岛素分泌不足和胰岛素抵抗（胰岛素的作用差）。因为胰岛素是人体内最主要的降糖激素，胰岛素分泌不足或作用差，肯定会造成糖代谢紊乱和血糖升高，同时伴随着脂肪、蛋白质，甚至水、盐、酸碱平衡紊乱。若糖尿病病情长期控制不佳，就可能出现血管及神经并发症。

认识疾病

★ 糖尿病的病因

◆ 遗传

25%～50% 的糖尿病患者具有家族病史，孪生兄弟姐妹双双同患 1 型糖尿病的概率是 30%～50%，同患 2 型糖尿病的概率高达 91%。

◆ 肥胖

据资料表明，超过正常体重10%，其糖尿病发病率是正常体重的1.5～2倍，超过 20% 为 3 倍，超过 25% 为 3.8

倍；而且，肥胖患者的心、脑、肾并发症率和死亡率也显著高于体重正常患者。

标准体重（kg）＝身高（cm）－105

正常体重（kg）＝标准体重（kg）±10（kg）。

肥胖是引发 2 型糖尿病重要的因素之一。肥胖者的胰岛素分泌相对较少，胰岛素受体减少，对胰岛素的敏感性降低。

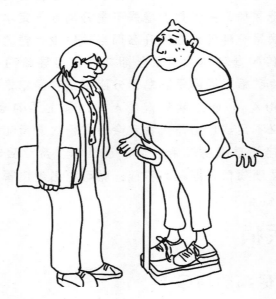

◆运动

运动的缺乏使人体内的过多热量无法消耗，容易造成肥胖，也易诱发糖尿病。

◆饮食

多食膏粱肥甘的食物易致肥胖，长期饮酒也能引起铬和锌的缺乏，从而易诱发糖尿病。

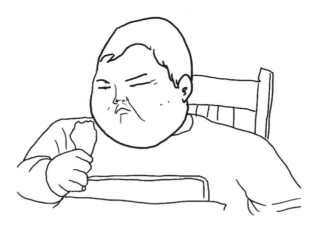

◆病毒感染

某些病毒感染，如脑炎、腮腺炎病毒等易引发糖尿病。

◆某些化学毒物或药物

不合理用药，如某些矿物药、植物药或避孕药，噻嗪类利尿药等有诱发糖尿病的可能。

◆精神刺激或创伤

情绪紧张、波动，较大的心理压力或突然发生的创伤或意外，皆可成为糖尿病的诱因而发病。

◆妊娠

有人发现妊娠次数和糖尿病的发生有关，多次妊娠易诱发糖尿病。

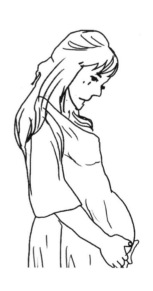

上述因素不但能诱发糖尿病，还可加重糖尿病病情，并促进糖尿病发展，导致发生多种急、慢性并发症。

★ 糖尿病的危害

糖尿病的主要危害是长期高血糖引发的各种急、慢性并发症，特别是糖尿病所特有的全身神经、微血管、大血管慢性并发症逐渐增多，程度加重，严重影响生活质量，甚至致残、致死。因为糖尿病病程很长，经常对人体的全身器官造成损害，导致心、脑、肾、神经、眼等多脏器损害，这种损害虽进展缓慢但又顽固地侵蚀着人体，引发糖尿病患者感染而发生各种炎症，如皮肤病、结核病、心血管疾病、消化道症状等；神经系统的损害可造成肢体疼痛、感觉异常，严重者可因为视网膜病变而造成失明。

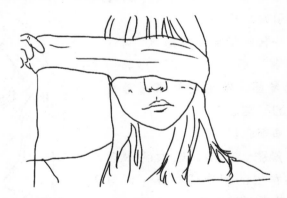

在我国，每年约有 2.5 万人因为糖尿病而失明，约 10 万人死于糖尿病的各种并发症。我国糖尿病患者死亡原因顺序依次为：血管病变（包括冠心病、脑血管病和肾病）、感染性疾病、酮症酸中毒、高渗性非酮症昏迷、全身衰竭以及尿毒症等。可见，糖尿病本身并不可怕，可怕的是其并发症所带来的危害。

★ 易患糖尿病人群

◆ 有糖尿病家族史。如父母、子女、孙子、孙女或有血缘关系的家族成员。

◆ 肥胖者。40 岁以上的肥胖者，特别是体重超过标准体重的 20% 者。

◆ 有巨大婴儿（体重大于 4.5kg）分娩史的女性。

◆ 患有高血压、冠心病、高脂血症的人。

◆ 由于妊娠、急性心肌梗死、创伤、手术、感染等因素，血糖暂时上升或糖耐量异常，而应激过后血糖完全恢复正常的人。

◆ 双胞胎中如一个患有糖尿病，另一个则为糖尿病易感染者。

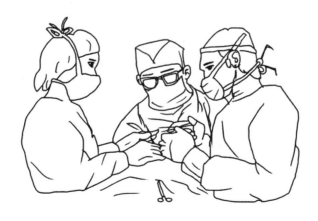

★ 血糖

血液中所含的葡萄糖称为血糖。

◆ 血糖的来源

血糖的来源包括三条途径：① 外源性，即从饮食中经由胃肠道消化吸收摄取的糖类；②内源性，即从储存的肝糖原、肌糖原中分解供给；③糖原异生，即蛋白质、脂肪通过糖的异生分解作用，转化成游离葡萄糖释放到血液中。血糖的浓度由内分泌激素调节，胰岛素能使血糖浓度降低，而肾上腺素、糖皮质激素、胰高血糖素等则能使其升高；前者不足或后者过多是血糖增高的主要原因。血糖水平的稳定由肝脏发挥调节作用，当进食时血糖逐渐升高，多余的葡萄糖在胰岛素作用下合成糖原储存在肝脏；当机体需要时，肝糖原又转变为葡萄糖，释放入血液中，从而确保血糖稳定，以满足各组织器官所需的能量。

◆ 血糖的测定

血糖的测定是确诊糖尿病及指导治疗糖尿病的主要依据。目前常用的血糖测定方法有葡萄糖氧化酶法和邻甲苯胺法。测定血糖应在空腹或餐后 2 小时进行。

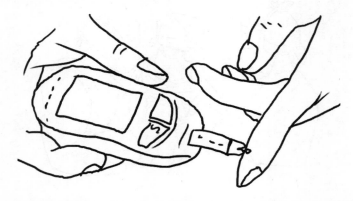

空腹血糖通常指过夜空腹 8 小时以上，在早晨 6:00 ~ 8:00 采取血样进行糖测定，空腹血糖的正常值是 3.8 ~ 6.16mmol/L。空腹血糖反映了无糖负荷时体内的基础血糖水平，前一天晚餐进食量及其成分、夜间睡眠好坏、情

绪波动变化等因素可影响其测定结果。

　　餐后 2 小时血糖值反映了定量糖负荷后机体的耐受状况。正常人餐后 2 小时血糖应低于 7.0mmol/L。

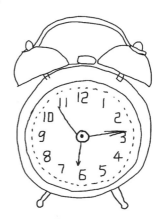

　　若病情稳定，血糖控制平衡时，可每 1~2 周测 1 次空腹血糖和餐后 2 小时血糖，以监测治疗。为了解目前血糖情况，一般在 1 天内测 7 次血糖，即在同一天的早、中、晚三餐前、后和睡前各检测 1 次，若怀疑有"黎明现象"则需检测凌晨血糖。在调节胰岛素剂量、感染、妊娠、血糖过高或过低时，应增加检测血糖的次数，注意随时测量，以避免产生危险。

血糖升高与糖尿病

　　高血糖是糖尿病的主要特征，但以下情况均表现为血糖增高，而并非糖尿病。

　　（1）肝脏疾病时，肝糖原（由很多葡萄糖分子聚合而成的物质，以糖原的形式储存在肝脏中）储备减少。

　　（2）在应激状态下，如急性感染、创伤、脑血管意外、心肌梗死、烧伤、剧烈疼痛等，胰岛素拮抗激素、促肾上腺皮质激素等分泌增多，而胰岛素分泌相对不足，使血糖升高。

　　（3）饥饿和慢性疾病时体力下降，糖耐量下降，使血糖升高。

（4）胰腺疾病，如胰腺炎、胰腺癌、胰腺外伤等，可成为血糖升高的原发病。

（5）某些药物如糖皮质激素、噻嗪类利尿药、呋塞米、女性口服避孕药、阿司匹林、吲哚美辛等，都能引起一过性血糖升高。

（6）一些内分泌疾病，如肢端肥大症、皮质醇增多症、甲状腺功能亢进等，可引起继发性糖尿病。

★ 尿糖

尿糖即尿中的葡萄糖。正常人尿中葡萄糖量非常少（小于 100mg/d），一般检查方法无法测出，当尿中含糖量大于 150mg/d 时则可测出。测定尿糖有定性与定量两种检查方法。

定性测定比较粗糙，不能准确地反映高值，根据其糖含量的高低可分为 −、±、+、++、++++、++++++6 个等次。包括下列几种测定形式。

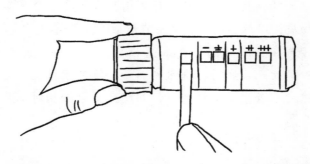

（1）随机留取尿液测定尿糖 测定结果反映了测定前末次排尿后到测定时一段时间内所排尿中的含糖量。

（2）即刻尿糖测定　这个结果反映了测定当时尿中的含糖量，通常作为了解餐前血糖水平的间接指标；其方法为先将膀胱内原有尿液排尽，然后饮用一定量的水（约 200mL），20~30 分钟后留尿测定尿糖。

（3）分段尿糖测定　可间接了解机体在三餐进食后以及夜间空腹状态下的血糖变化情况，作为调节患者饮食和治疗药物用量的观察指标。其方法是将 24 小时按三餐进食、睡眠分为 4 段，监测每个阶段的排糖情况及尿量。各段所留的尿液量，也相应地分为 4 段

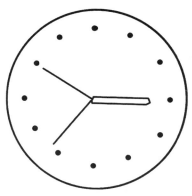

尿；每段尿中所含的糖量，称为段尿糖。通常情况下段尿糖可反映段时间内的血糖水平。

第 1 段尿为早饭后至午饭前（早 7：30~ 中午 11：30）；第 2 段尿为午饭后至晚饭前（中午 11：30~ 下午 5：30）；第 3 段尿为晚饭后至晚睡前（下午 5：30~ 晚睡前 10：30）；第 4 段尿为晚睡后至次日早饭前（晚睡后 10：30~ 次日晨 7：30）。

将每段尿分别保留，记录每段尿量；分别测定每段尿液的尿糖定性，并将结果详细记录。

（4）分次尿糖测定　将一天 24 小时分为早、中、晚三餐前半小时和睡前半小时共四段的末次尿称为次尿，其所测的尿糖称为次尿糖，共测 4 次尿糖。

第 1 次尿为早餐后至午餐前半小时内的末次尿；第 2 次尿为午餐后至晚餐前半小时内的末次尿；第 3 次尿为晚餐后至睡前半小时内的末次尿；第 4 次尿为次日早餐前半小时内

的末次尿。

将每次尿留尿检验，并记录尿糖状况。次尿糖基本代表空腹时的尿糖。

多饮、多尿与糖尿病

多饮、多尿是糖尿病的典型症状之一，但不是糖尿病特有的临床表现，其他疾病也可有此相似症状。应排除以下疾病：

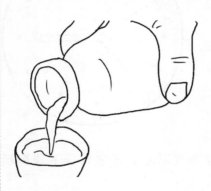

（1）精神性烦渴：患者有烦渴、多饮、多尿，但症状可随情志浮动。尿糖、血糖均正常。

（2）甲状腺功能亢进：患者常表现为多饮、多尿、多食以及消瘦，可引起暂时性的高血糖。

（3）尿崩症：患者因为缺少抗利尿激素而常有烦渴、多饮、多尿、消瘦，与糖尿病症状类似。但血糖、尿糖正常。

★糖尿病的临床表现

◆多尿

糖尿病患者多尿表现为尿频、尿数、尿量增加，每昼夜尿量达 3000～4000mL，最高达 10000mL 以上。部分患者日尿次数可达 20 余次。血糖越高，尿量越多，排糖也越多，如此恶性循环。

◆多饮

多饮表现为口渴、心烦、饮水量以及饮水次数显著增加。由于多尿，水分丢失过多，造成细胞内脱水，刺激口渴中枢，排尿越多，饮水自然增多。

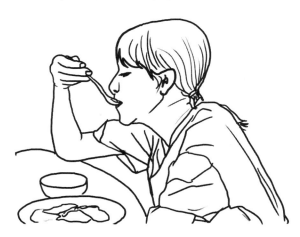

◆多食

多食表现为容易饥饿，饭量增加，进食后没有满足感。食量增加，血糖升高，尿糖增多，如此反复。

◆体重减少

由于机体无法充分利用葡萄糖，使脂肪和蛋白质分解加快，消耗过多，体重下降，出现形体消瘦。但有些糖尿病患者体重下降不显著，甚至在早期表现为肥胖，不易引起注意。

◆乏力

由于代谢紊乱，不能正常释放能量，组织细胞失水，电解质异常，所以患者身感乏力，精神不振。

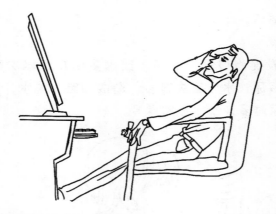

糖尿病典型症状是多食、多饮、多尿、体重下降，即"三多一少"。这4种主要症状在各种不同类型糖尿病中出现的顺序、时间可能有所差异，但在整个发病过程中随时可能出现。

虽然糖尿病的典型症状为"三多一少"，但是并非所有患者都一样。有的患者以多饮、多尿为主；有的以消瘦、乏力为主；部分患者常有四肢酸痛、腰痛、出汗、手足心热等症状；某些患者以急性或慢性并发症为先发症状，进一步检查才知道是糖尿病；还有些患者会出现性欲减退、阳痿、月经失调、便秘、腹泻等症状。有的患者甚至直到发生酮症酸中毒、高渗性昏迷时才被确诊。

★ 糖尿病的先兆

糖尿病如能被早期发现，及时就诊，正确治疗，可大大推迟并发症的出现。下面介绍一些糖尿病的早期信号：

◆ 极度疲乏

近来未从事耗费精力或体力的劳作，也没有其他原因，但感觉身体沉重，极度疲乏无力，且不易恢复，甚至懒散懈怠。

◆体重减轻

不明原因的体重减轻，特别是原来很胖而近来体重明显下降。

◆慢性腹泻

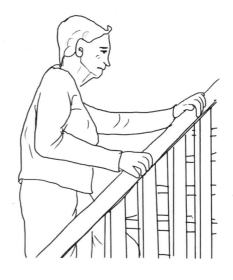

胃肠道功能一向正常的人，原因不明的上腹闷胀，且突然发生顽固性腹泻，每日可达10余次，通常出现在餐后、夜间和清晨，无腹痛及脓血便，以水泻多见，或大便稀软不成形、松散，而且腹泻与便秘交替出现，抗生素治疗无用，应考虑到患糖尿病的可能。

◆尿意降低

糖尿病自主神经病变可影响膀胱功能，导致膀胱感受减退。若常缺乏尿意，排尿费力，排尿量减少而残余尿增多，甚至发生尿失禁，或尿急、尿频、尿痛，除外前列腺肥大，需考虑糖尿病的可能。

◆反复感染

糖尿病早期患者的易感性比一般人显著增高，感染的微生物种类多，感染途径多，从头到脚，从里到外，皮肤、肺部、尿道、胆道均易发生反复感染，尤其是尿路感染，可出现尿频、尿急、排尿不适等膀胱刺激症状。当发生反复感染时，应化验血糖，排除糖尿病。

◆异常出汗

经常发生无缘无故的多汗，在室温不高时也经常易出汗，甚至寒冷时也会大汗淋漓，并多见于颜面、上肢或躯干，下肢出汗较少。

◆直立性低血压

当久坐、久卧后突然站立时，由于糖尿病性自主神经病变致血管无法反射性地收缩而发生血压下降，发生一过性脑缺血，出现头晕、眼花、晕厥；因为迷走神经受累，从卧位起立时无心跳增快，而平时休息时则心跳较快。

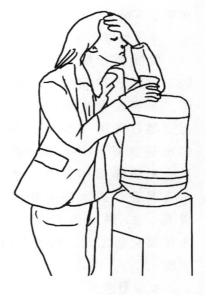

◆感觉异常

由于糖尿病侵及周围神经，早期表现为对称性下肢感觉异常，或双下肢疼痛，似针刺、烧灼、刀割、钻凿样，夜间格外明显；也可表现为手、脚感觉异常，如麻木、感觉迟钝、灼热、虫爬蚁走感，或有走路似踏棉垫感，甚至下肢软弱无力，站立行走困难，腰酸背痛。有的人手足和四肢剧烈疼痛，穿衣裤、盖被时可加剧疼痛。

◆视力减退

部分早期糖尿病患者很早就表现出视力和眼底变化，视物模糊，双目干涩，视力有不同程度的下降，而且眼病久治不愈。糖尿病合并白内障者达47%，所以白内障患者也应化验血糖。

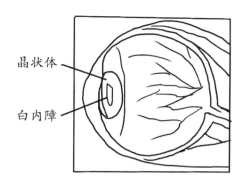

晶状体

白内障

◆无痛性心肌梗死

糖尿病的精神病变使痛觉减退，因此通常不表现出典型的心绞痛症状，发生急性心肌梗死也往往不痛。

◆皮肤疾患

糖尿病在确诊前有时会产生反复发作的皮肤疾患，表现为易生疮疖、皮肤红斑、毛囊炎症（特别是后颈枕部）、溃疡、伤口和皮肤感染经久不愈或愈合缓慢。皮肤表面经常有难根治的体癣、股癣，全身皮肤或局部干燥脱屑，剧烈瘙痒等，局部性皮肤瘙痒主

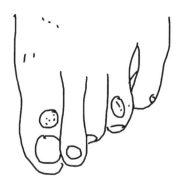

要出现在外阴或肛门部位。女性患者不仅外阴瘙痒常见，而且阴道瘙痒也更为多见。四肢屈侧、臀、颈、膝等处皮肤常可发现成群突发的黄橙色小结节（黄色瘤）或小丘疹，周围红晕，有瘙痒的感觉。皮肤不断出现疱疹，酷似灼伤性水泡，好发于指、趾、手足的背部。

◆有分娩巨大婴儿（体重超过 4500g）史；或妊娠并发症、妊娠中毒症、羊水过多、胎死宫内史，应考虑做有关糖

尿病的检查。

◆低血糖征象

糖尿病早期患者经常有低血糖症状，可在午饭或晚饭前有低血糖反应，表现出乏力、多汗、心悸、颤抖、思维很难集中，有异常饥饿感，食后才能缓解。

◆性功能障碍

早期糖尿病患者中部分人性欲减退，性功能下降，产生阳痿现象；女性阴道壁敏感性降低，还可能出现月经紊乱或闭经。

◆家族史

40岁以上且有糖尿病家族史者，以及"三多"症状中只有"一多"症状者，都要随时警惕糖尿病。另外，有外伤史、甲亢病史、慢性胰腺炎史、胰腺或甲状腺手术者也要警惕糖尿病。

预防治疗

★糖尿病的预防

糖尿病是最有代表性的能够预防的疾病。为防止糖尿病的发生，可采取如下的预防措施：

◆调节饮食

纠正不良的饮食习惯，饮食宜清淡，平日少食肥腻、甘甜、咸味食物，节制饮食，避免肥胖。特别是对于肥胖的人来说，要减少高糖、高脂肪食物的摄入，如米面、肥肉、花生、糕点及糖果，多吃一些富含蛋白质及维生素的食物，如瘦肉、鸡蛋、黄豆、蔬菜和水果等，同时要改掉吃零食的不良习惯。

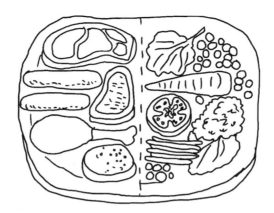

◆控制体重

　　肥胖是糖尿病的重要危险因素，肥胖和超重者糖尿病的患病率比非肥胖者高3～5倍。减肥的主要措施是控制过量饮食、少食多餐、加强运动，从而达到预防糖尿病的目的。

◆加强运动

　　加强体育锻炼，如散步、跑步，有助于控制体重，增强机体耐力和免疫功能，有助于预防和治疗糖尿病及其并发症。

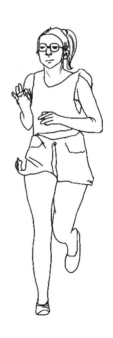

◆戒烟、戒酒

　　戒除烟酒有助于防止肝功能损害及血糖、血脂升高。

◆预防感染

　　积极预防和治疗细菌感染，避免病毒感染和滥用药物。

◆注意糖尿病信号

　　随时注意糖尿病的先兆信号，及早诊断，及早治疗。

★ 糖尿病的治疗

（1）常用口服降糖药物

磺脲类降糖药 可增加或刺激胰岛素分泌数量、分泌速度，进而使血糖降低。这类药物较为安全，最严重的不良反应是低血糖反应，然后是胃肠道反应，如恶心、腹痛、腹泻，皮肤反应如皮疹等。

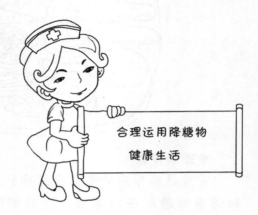

合理运用降糖物
健康生活

双胍类降糖药 包括苯乙双胍与二甲双胍，可降低营养物质在肠道内的吸收，主要作用是促进肌肉组织摄取葡萄糖，加快葡萄糖的作用，抑制肠道对葡萄糖的吸收，导致食欲下降，体重减轻。主要不良反应是胃肠道反应，如恶心、呕吐、食欲下降、腹痛、腹泻，以及头痛、头晕、乳酸性酸中毒。

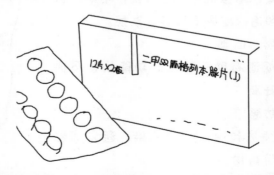

葡糖苷酶抑制药 主要包括阿卡波糖、米格列醇、倍欣等，其主要作用是抑制淀粉、蔗糖、麦芽糖等分解成为葡萄

糖而降低餐后血糖，长期治疗不会引起热能损失和糖类吸收障碍，降低体重、降低三酰甘油水平，避免动脉粥样硬化，增加胰岛素敏感性，可与磺脲类、双胍类药物或胰岛素联合使用。不良反应多见于消化道症状，如腹胀、排气多。肝功能不正常时禁用。

噻唑烷二酮衍生物 噻唑烷二酮衍生物类降糖药是胰岛素增敏剂，能够提高机体对胰岛素的敏感性及减轻胰岛素抵抗，主要包括吡格列酮、罗格列酮、曲格列酮、思格列酮、环格列酮等。其降糖效果良好，但价格较贵，肝功能异常及心力衰竭患者应慎用。

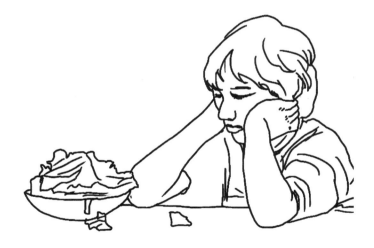

胰岛素增泌素 如胰高血糖多肽-1（GLP-1），是葡萄糖依赖的刺激胰岛素分泌。即当血糖低浓度（2.8mmol/L）时，不刺激胰岛素分泌；当血糖浓度达到6.6mmol/L时，则产生强大的促胰岛素分泌作用，以改善并促进外周组织对胰岛素的敏感性和对葡萄糖的利用。因为GLP-1促胰岛素分泌的作用是葡萄糖依赖的，所以不会产生低血糖反应。

（2）中成药

愈三消胶囊　养阴生津，益气活血。适用于气阴两虚型糖尿病患者。1次8粒，3次／天，饭前口服。3个月为1个疗程。

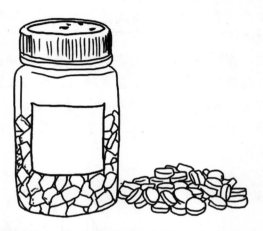

降糖丹　益气养阴，健脾补胃，降糖生津。1次10g，2~3次／天，口服。2个月为1个疗程。

消渴平片　益气养阴，生津止渴，清热泻火。每次6~8片，3次／天，温开水送服。

抗饥消渴片　清热养阴，益气增液。每次6片，3次／天，空腹温开水送服。

消渴丸　滋肾养阴，益气生津。每次5~10丸，2~3次／天，饭前半小时服，初服者可饭后服。服用本品时禁服格列本脲。

参芪降糖片（或颗粒）　养气养阴，滋脾补肾。每次3片，3次／天，口服。1个月为1个疗程。

渴乐宁胶囊　益气养阴生津，适用于气阴两虚型糖尿病，并有良好的降脂作用。每次4粒，3次／天，口服。3个月为1个疗程。

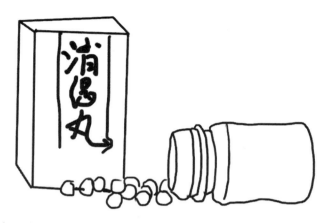

　　芪蛭降糖胶囊　益气养阴，活血化瘀。每次5粒，3次／天，口服。3个月为1个疗程。

　　玉泉丸　具有改善体内代谢紊乱，以达到降血糖的作用，常服无明显不良反应。适用于2型糖尿病患者。每次5g，4次／天，温开水送服。1个月为1个疗程。

　　降糖舒　具有益气养阴、生津止渴之功效，长期使用无不良反应。适用于2型糖尿病，尤其适用于老年糖尿病患者。每次5片，4次／天，温开水送服。1个月为1个疗程。

　　益津降糖口服液　具有健脾益气、生津止渴之功效，主要用于气阴两虚型糖尿病患者。每次20mL，3次／天，1个月为1个疗程。

　　糖脂消胶囊　具有较强的降糖、降脂作用，能防治糖尿病并发的心血管疾病。每次4～5粒，2次／天，忌油腻、辛辣、烈酒，有胃病者可饭后服用。

　　糖君康口服液　益气养阴，清热生津。适用于气阴两虚内热津亏型糖尿病患者。每次10～20mL，3次／天，饭前服用。1个月为1个疗程。

（3）自我按摩治疗

自我按摩疗法有改善血液循环、促进新陈代谢、恢复脏腑功能的作用，对糖尿病疗效颇佳。

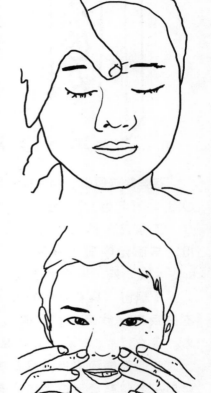

开天法　又称推天法，用拇指或四指并拢，从印堂往后推过百会穴。每回推100～300次。

分顺法　拇指从攒竹穴往左右分开，轻轻用劲往颞部方向推，推到太阳穴，再往下至耳前听宫穴即可。连续100～300次。

展翅法　拇指尖压在风池穴上，其他四指自由摆动，犹如仙鹤展翅，微微用力，每回200～300次。

拿顶法　用手指紧紧按着头的顶部，微微颤动，每回300～500次。

点迎香　拇指或中指指尖压在迎香穴上，双手微微颤动，徐徐用力。每回300～500次。

胸部八字推法　双手平放在胸廓上，往两边八字形徐徐用力推开，往返按摩。每回3～5分钟。

腹部环推法　双手平放在腹部，按着胃肠顺时针做环形按摩。每回5～10分钟。

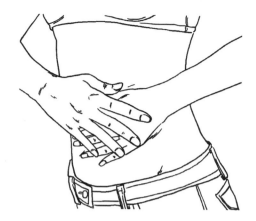

按足三里 双手拇指的尖部按在足三里穴位上，徐徐用力。每回1~3分钟。

上述按摩1~2次/天，每次15~30分钟。手法由轻到重，以轻松舒适为宜。

日常保养

★ 适合糖尿病患者的运动方式

糖尿病患者体育运动的方式多种多样，应按照其年龄、性别、病情轻重、生活环境、兴趣爱好等具体情况进行选择，一般选择容易掌握、易于坚持、有利于全身肌肉活动、能达到治疗目的而且又受时间、地点及设备限制的运动方式。

最常见的运动方式包括散步、慢跑、走跑交替、广播体操、医疗体操、太极拳、羽毛球、乒乓球、游泳、滑冰、滑雪、划船、登山、爬楼梯、跳舞、跳绳、骑自行车及活动平板等。

其中散步是上述运动方式中最安全简便、最易持久进行的运动。散步既可以有效地降低血糖，又可以交流感情、放松身心，可谓一举数得。步行运动可分为 3 种，即慢速步行（60m/min）、中速步行（80m/min）以及快速步行（90m/min）。步行速度可随患者身体状况自由调节，可快可慢，可长可短，直到全身发热、微有汗出为宜。

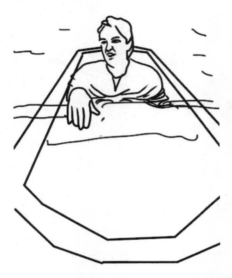

家务劳动虽琐碎、累人，但实际消耗的热能不多。家务劳动如做饭、洗衣、带孩子等，不能代替在规定时间完成一定强度的体育锻炼。可以将家务劳动与运动结合起来进行，如推着儿童较长时间地散步，与较大的儿童一起跑步、打球、做操等。如果家务劳动过于劳累，使患者感觉精神和体力不堪重负，则对身体是有害无益的；但若家务劳动安排适宜，患者能愉快胜任，感觉轻松，表明劳动量合适，有利于身心健康。不过，仍要安排单独的时间进行体育锻炼。家务劳动是轻体力劳动，消耗的热能较少，因此家务劳动不能代替体育疗法。

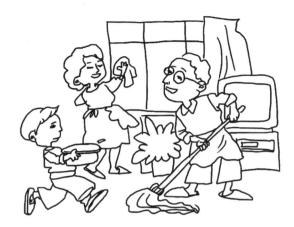

选择运动方式时需考虑年龄、健康状况及兴趣等。通常来说，老年患者最好选择太极拳、散步等运动量较低的活动；中年患者可选择游泳、自行车、乒乓球、羽毛球及登山等活动；体重较重或合并有膝关节炎者，适宜选择游泳，可避免增加膝部的负担。

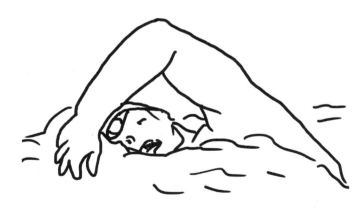

★糖尿病患者的饮食情况

◆合理节制饮食，摄取必需的最低热能

患者要控制全日饮食总热能，总热能的高低以保持或略

低于患者理想体重的热量需要为原则。

◆调整好蛋白质、脂肪和糖类的比例

在适宜的总热能范围内，糖尿病患者每日饮食中蛋白质、脂肪、糖类三大营养素占据全日总热能的比例为：蛋白质15%~20%，脂肪20%~30%，糖类50%~65%。糖尿病性肾病患者在坚持低蛋白饮食的前提下，应适量选择鱼、蛋、瘦肉类食物，禁食黄豆、花生；脂肪的摄入按照每日每千克体重1g计算，脂肪应选择以植物油为主，动物脂肪应严格加以限制，胆固醇的摄入量每日不多于300mg；糖类（以糖为主的食物）的全日需求量为全日总热能减去蛋白质和脂肪的热能后再除以4。

◆合理分配全日总热能

全日总热能应合理分配，通常可按早餐1/5，中餐、晚餐各2/5分配。提倡少吃多餐。如果病情不稳定、血糖控制不满意者可每日5~6餐，防止餐后血糖过于升高。糖尿病患者要克服不吃早餐、晚餐吃得过多，或放任吃喝的错误行为，要禁用高糖食品及烟酒，不宜

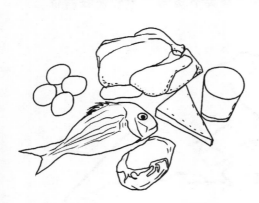

早晨空腹锻炼，晚饭后增加体力活动时，可以适当加餐。

◆饮食多样

只要掌握好规定的热能，糖尿病患者可以食用和健康人相同的食品，没有必要过分限制糖类，饮食需多样化，注意扩大摄食范围，避免偏食，不能专吃高营养的食品。饮食单

调、忌食过严、偏食都可能导致营养不良。

◆粗细搭配

糖尿病患者应粗粮与细粮适当搭配。研究表明，改善及扩大主食成分客观上确有降低血糖的作用。如豆类、大米、玉米按1:2:1的比例搭配，或在混合米面中按照5:1或5:2加入山药粉或茯苓粉食用，效果较好。

◆食品的选择

为了正确执行饮食疗法，患者要有效地利用食品交换表，并辨证选食。如银耳、百合、荸荠、梨等，能够甘寒润肺；山药、莲子、核桃仁、扁豆等，能够滋肾健脾；绿豆，能够清热解毒祛暑；丝瓜、冬瓜等，能够清热泻火滋阴。在食品选择上要注意多选低糖、低脂肪、高蛋白、高纤维素、富含维生素和无机盐的食物，有足够的水分，少吃盐，减少胆固醇和饱和脂肪酸的摄入。

★糖尿病患者的心理调整

◆保持乐观心理

患了糖尿病后，无论病情轻重，一定要科学地对待，竭力保持乐观心理，分散注意力，防止情绪波动。或到室外放松，或找朋友交谈，释放郁闷情绪，调整心理，有利于病情的稳定。

◆学习和掌握糖尿病基本知识

积极参加各种类型的糖尿病教育活动，掌握糖尿病基本知识，时刻提醒自己坚持规范健康的生活方式，以提高生存质量。

◆克服"怕麻烦"的心理

糖尿病的治疗是终身的，为理想控制血糖，防止并发症的发生，在生活中需要做很多具体的事情，如严格合理地控制饮食，每天定时、定量进餐，时常地、定期地测量血糖、尿糖和尿常规及其他理化指标，还要时常就诊等。麻烦事很多，便容易产生怕麻烦的心理，而不愿意坚持做下去。所以克服怕麻烦的思想是十分必要的，应好好想一想，若不坚持这样做，血糖就不能得到良好的控制。现在怕麻烦，不认真对待疾病，一旦产生并发症，造成各种功能损害，如致盲、致残等，会给自己以及家庭带来身体上和经济上的巨大负担。与此相较，现在的"麻烦"是微不足道的，应转变观念，把现在的"麻烦事"当成生活中必不可少的事，只要保持下去养成习惯，就不会觉得麻烦。

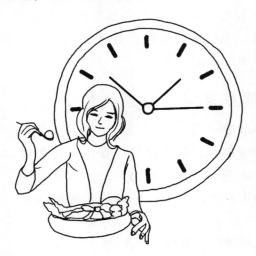

◆克服麻痹思想

有些糖尿病患者刚知道自己有糖尿病后，能依照医生的要求做，严格控制饮食，积极适当运动，按时服药，定期监测。但随着患病时间的延长，慢慢淡漠对疾病的重视程度，饮食、运动、服药、监测等都不按要求进行，一切都打算顺其自然。其实，这样做不但无法使血糖得到良好控制，还会加重并发症的形成；一旦出现显著的并发症，后悔也来不及了。因此，一定要克服对慢性病的麻痹思想，永远保持对疾病的重视态度，掌握有关的糖尿病基本知识，学会观察病情、了解病情，自己的命运自己掌握，提高生存质量。

◆培养兴趣爱好

丰富多彩的生活可以使人的心情舒畅，精神愉快，对控制血糖是非常有益的。所以糖尿病患者应积极参与一些有益的活动，努力培养一些爱好，如唱歌、跳舞、文体活动、养花、看书、下棋等，以更好地调节患病后的心理状态。

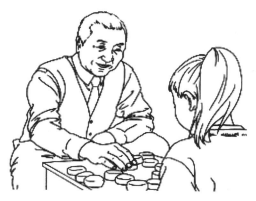

◆坚持适当的学习和工作

糖尿病虽然是终生性疾病，但只要认真地对待它，遵循治疗计划，血糖可以控制在理想水平，进而可延缓并发症的发生和发展，提高生活质量，延长寿命，并且完全能够像正常人那样生活、学习、工作。糖尿病患者坚持适当的学习与工作，这不仅可以使精神有所寄托，而且是缓解患者消极情绪的好办法。但要注意，在学习与工作中不要急躁，应量力而行。

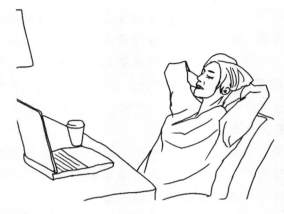

◆ 消除恐惧心理

　　找出产生恐惧的原因，只要多方面综合治疗，完全能够控制病情，避免或延缓急、慢性并发症的发生；应懂得精神因素会使糖尿病加重，只有解除精神恐惧，再配合药物等疗法，才能更快地得到身心康复，获得和正常人一样的生活机会。

◆ 解除精神紧张

　　精神紧张时，肾上腺素分泌增加，使血糖迅速增高。引起精神紧张的因素多种多样，如有些患者认为糖尿病是不治之症，因此看得过于严重而紧张；有些患者急于求成，病情没有得到及时控制或有反复，也产生紧张情绪；有些患者见到其他糖尿病患者出现严重并发症，比如视网膜病变而失明，或下肢血管病变而截肢，联想自己的前途，忧心忡忡，而倍加忧虑；有些老年人则因为家庭负担过重而紧张；其他包括工作压力、人际关系复杂，不被别人理解等也可导致紧张心理。为解除精神紧张，要分析产生精神紧张的原因，以对症治疗。如果因不了解糖尿病而紧张，则要学习糖尿病的一般常识；因为病情控制欠佳或反复而紧张，则要分析原因，对症治疗；至于发生较重的并发症，首先是因为病情控制欠佳，若积极正规治疗，纠正体内糖、蛋白质、脂肪代谢紊乱，则完全能够防止或延缓并发症的发生、发展；对老年糖尿病患者而言，病情控制稳定，身心健康，是缓解家庭经济负担的最好方法。

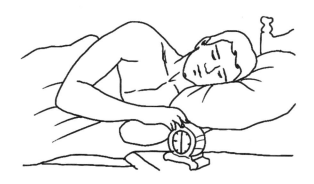

★糖尿病患者的自我调养

◆ 节制饮食，选择高维生素、低糖、低淀粉、低脂肪、营养丰富、容易消化的饮食，勿暴饮暴食，戒烟酒、浓茶及咖啡等。

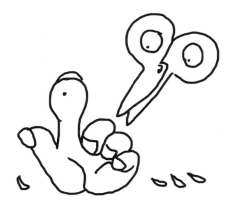

◆ 勤洗澡、勤换衣、勤剪指（趾）甲，保持皮肤清洁，防止皮肤抓伤、刺伤，每日温水洗脚、按摩，穿合脚舒适的鞋袜。但洗浴不应太勤，一般每周1~2次即可。洗浴、洗脚时要注意水温，避免因痛温觉不敏感而致烫伤。

◆居室空气流通，随天气变化增减衣服，不可贪凉或使自己太热，穿着要宽松、舒适。预防和积极治疗感染性疾病，如流感、支气管炎、肺炎等。

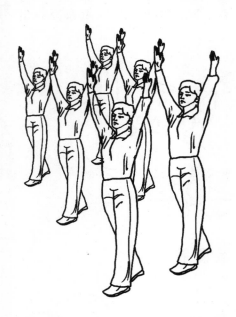

◆生活规律，劳逸结合，每天坚持锻炼，如散步、慢跑、太极拳、做广播操、骑自行车、游泳、划船等。

◆在病情平稳的情况下，每2～3个月定期检查血糖，每1～2年全面检查身体，以便及早发现并发症，早诊断、早治疗。坚持定时、定量用药。

◆保持健康、乐观的情绪，消除消极情绪以及其他不良精神因素，始终保持精神愉快，心情舒畅。糖尿病患者对疾病要有正确的了解，既要在思想上重视它，但又不要增加心理负担，应以乐观、积极的态度对待生活，相信自己能同正常人一样生活和工作。

二　低血糖症

低血糖症指由多种原因导致的血糖浓度过低所致的综合症，通常以血浆血糖浓度低于 2.8mmol/L，或全血葡萄糖低于 2.5mmol/L 为低血糖。儿童低血糖诊断标准比成人值低，为 1.11mmol/L。严重且长期的低血糖症可发生广泛的神经系统损伤与并发症。常见的有功能性低血糖与肝源性低血糖，其次为胰岛素瘤和其他内分泌性疾病所致的低血糖症。经过适当治疗后，症状可迅速好转。早期识别本病甚为重要，可达治愈目的，延误诊断及治疗会造成永久性的神经病变而不可逆转，后果不佳。

认识疾病

★低血糖症的发病原因

◆胰岛素用量过大或者应用混合胰岛素时长效胰岛素比例过大，易出现夜间低血糖。

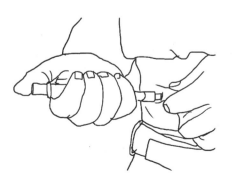

◆注射胰岛素的部位不恰当，使之吸收时多时少，致发生低血糖；亦或注射后没有按时进餐或没有吃够规定的饮食量；或者将胰岛素注射到皮下小静脉。

◆临时性体力活动过大。

◆口服磺脲类降糖药用量太大，或者磺脲类降糖药（格列本脲、格列吡嗪、格列齐特等）和保泰松、阿司匹林、磺胺类、普萘洛尔、吗啡、异烟肼等药物一同服用时，均可加强降血糖作用而引起低血糖。

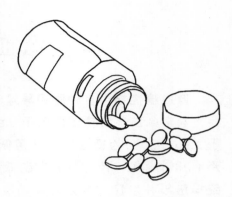

◆脆性糖尿病患者、1型糖尿病患者病情不稳定，血糖波动较大，易出现低血糖。

★ 低血糖症的危害

◆发生低血糖时，患者体内的肾上腺素、胰升糖素等分泌增加，从而引起反应性高血糖，即"苏木杰效应"，血糖过高、尿糖增多，对糖尿病的控制具有不良影响。

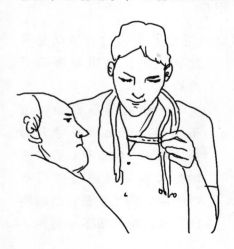

◆多次反复的低血糖，或长期连续低血糖，可使糖尿病患者的脑细胞受损，甚至造成脑组织不可逆性损害，出现反应迟钝、痴呆等。

◆糖尿病患者反复出现低血糖反应，不仅会使病情加重，而且影响智商，老年患者容易产生心律失常。此外还可导致急性心肌梗死，甚至出现低血糖偏瘫、精神病样发作、昏迷，直至死亡。

◆低血糖治疗不当时可诱发脑水肿或脑血管意外和低钾血症。

◆低血糖时肾上腺素分泌增加，使血压升高，从而促使心、脑、视网膜、肾发生病变，以致造成严重后果。

★ 低血糖症的临床表现

（1）肾上腺素能作用或交感神经兴奋症状　表现为有难忍的饥饿感、乏力、心悸、出冷汗等。早期只有手心或额头出汗，严重者甚至全身大汗淋漓。头晕头痛，颤抖，特别是双手；面色苍白，疲乏无力，特别是双腿软弱无力；手足或嘴唇麻木或刺痛，行走不稳；视物模糊、眼前发黑、眼冒金花。

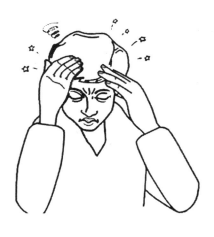

（2）中枢神经功能障碍　表现为意识不清、头痛、烦躁不安、心情焦虑、容易发怒、反应迟钝、定向失常、说话含糊不清、语无伦次、哭笑无常、精神病样发作、癫痫大发作、行为怪异、性格改变、

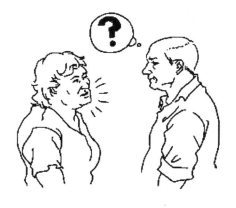

精力不集中、感觉异常、暂时性偏瘫，严重者可惊厥、昏迷，进而危及生命。一般来说，血糖水平低于 2.5mmol/L（450g/L）时会出现低血糖昏迷。当血糖下降过低，低于 2.2mmol/L（400g/L）时，往往出现中枢神经功能障碍症状。但有广泛脑动脉硬化的老年人可能在血糖下降到 3.33mmol/L（600g/L）时即发生低血糖昏迷。常用的低血糖症诊断标准是血糖浓度低于 2.75mmol/L（500g/L）。

预防治疗

★低血糖症的预防

◆及时加餐

患者如果发觉自己有低血糖反应，应于发作前少量加餐，通常可有效地预防低血糖发作；体力活动增加时应及时加餐，或酌情减少胰岛素用量。同时一定要注意，不能过分地限制糖的摄入，避免剧烈活动或过度劳累。

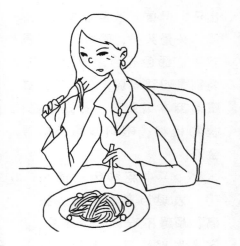

◆合理用药

合理使用胰岛素及口服降糖药，根据病情变化及时调节药物剂量。勿滥用或过量应用降糖药，或者是同时服用多种降糖药。尽量不用或少用可能影响糖代谢的其他药物，如普萘洛尔等。

◆外出时携带病历卡和少量食物

低血糖患者应随时尤其是外出时携带病历卡片（注明患者的姓名、地址、病名和用药），以备发生低血糖时供急救者考虑；并准备一些水果糖、饼干、馒头片等食物，便于随时纠正低血糖反应。通常轻微低血糖在进食上述食物后 15 分钟内可缓解，如果未能缓解可再进食，若仍未缓解，则应到医院诊治。

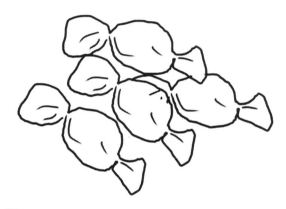

◆掌握低血糖基本知识

低血糖患者及其家属应注意了解和掌握低血糖的一些基本知识，充分掌握低血糖反应的症状，避免低血糖昏迷；一旦出现低血糖的先兆，应及时进食和饮糖水。

◆定期复查血糖、尿糖

学会自测血糖、尿糖的方法，学会自救。注意每天的进食量和进食时间，活动量要稳定。

◆预防夜间低血糖

有些患者病情不稳定，经常发生夜间低血糖，一般发生在凌晨 2:00 ~ 4:00。除应于凌晨 2:00 ~ 4:00 进行血糖测定外，还需减少胰岛素剂量、调节注射时间或改用长效胰岛素，尤其要注意在晚上睡前加一次餐。如果尿糖为阴性，应加主食50g；尿糖为（＋）时加33g，（＋＋）时加25g，（＋＋＋～＋＋＋＋）时加一些含蛋白质多的食物，这样既能够防止餐后引起高血糖，也能够预防低血糖的发生。

◆避免情绪波动

低血糖患者要乐观豁达，善于克制、调节或转移自己的不良情绪，过分焦虑、烦躁或忧郁，不但可影响正常的糖代谢，还可因为耗糖过多而诱发低血糖。

★低血糖症的治疗

◆病因治疗

病因明确者，如胰岛 β 细胞瘤，需进行手术切除肿瘤；肝源性低血糖症应给患者高糖类饮食；医源性低血糖症以预防为主，调节降低血糖药物的剂量；功能性低血糖症的治疗可适当进行精神安慰、体力锻炼、用小剂量地西泮。胃大部切除后的低血糖患者应少吃多餐，辅以低碳水化合物的饮食。有时抗胆碱药物［如溴丙胺太林（15mg/ 次,4 次 / 日 ）］能够使迷走神经兴奋减低，以缓解肠道对食物吸收速率以及减少胰岛素的分泌。

◆低血糖发作时的治疗

轻型患者快速口服含糖饮食，无法口服者应立即静脉注射50％ 葡萄糖液 40mL，之后增加含糖饮食。有腺垂体功能低下或肾上腺皮质功能减退者，应予以氢化可的松100mg，加入 5％ 葡萄糖液内静脉滴注，辅以适量口服。

重症低血糖应立刻静脉推注 50％ 葡萄糖液 50～100mL，然后静脉滴注 10％ 葡萄糖液 1000mL。严重低血糖伴有较长时间昏迷者则应当静脉给予皮质激素和甘露醇。

新生儿低血糖

　　新生儿低血糖的发生率在足月儿中约为 0.1% ~ 0.3%，在早产儿中约为 4.3%，在低体重儿中约为 6%。

　　新生儿低血糖持续时间较长，将使中枢神经系统遭到损害，造成成年后智力低下。新生儿低血糖经常出现在产后几小时至 1 周内，多是饥饿导致。

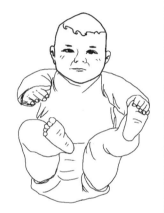

　　其症状包括：面色苍白、出冷汗、哭闹不安、寻找奶头，重则抽搐、昏迷。部分患儿面色一阵阵青紫、哭声微弱、呼吸增快或暂停、四肢瘫软无力。

　　一旦发现孩子发生上述症状，应请医生及时补充葡萄糖，否则后果严重。预防的方法是：正常产后 6 小时必须给婴儿哺乳，或喂 10% 葡萄糖水。双胞胎儿、早产儿以及体重低于 2500g 的新生儿更应注意按时喂奶及糖水。

日常保养

★低血糖症患者运动时应注意

◆运动时间

　　尽量在餐后 0.5 ~ 1 小时参加运动，此时血糖较高，不易因运动而发生低血糖，尽可能不做空腹运动。

◆ 避开降糖高峰

尽可能避免在胰岛素或降糖药作用最强时运动，不能在大腿等运动时需要剧烈活动的部位注射胰岛素，可以选择腹部注射。

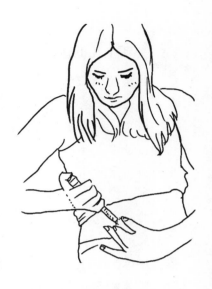

在下列情况下还应禁止运动：①血糖高于 16.8mmol/L；②尿中有酮体；③足部、下肢麻木、刺痛或疼痛；④呼吸短促；⑤罹患其他疾病；⑥受重伤；⑦眩晕；⑧恶心；⑨胸部、颈部、肩部与颌部疼痛或发紧；⑩视物模糊或有盲点。

◆ 适当加餐

应依据自己的病情、体质、平时活动量和运动中的反应或运动后的血糖降低情况来决定是否加餐，应具体问题具体分析，因人而异。例如：①血糖轻中度升高、体重低于标准或者体质消瘦者，以及有低血糖倾向者，应在运动前加餐；②运动中有低血糖反应者，应立刻加餐；③血糖轻中度升高、运动中无不良反应者不需加餐；④凡进行中等以上运动量且持续时间较长时，可以在运动前或运动中适当加餐，如打乒乓球、打羽毛球、骑自行车等长达1小时，则应额外补充1份含糖类的食物，如1片面包、4～6块苏打饼干、25g烧饼或馒头等；⑤进行长时间

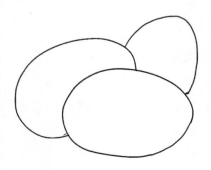

或大运动量的剧烈运动，如郊游、爬山、踢足球、游泳比赛等，除在运动中补充含有糖类的食物外，还应额外补充1份含蛋白质的食物，如1个煮鸡蛋、1块豆腐干等，同时运动后也需要增加进食。

为避免运动期间或运动后的血糖降低，适当补充一些食物是必要的。通常来说，如果运动前血糖水平低于8.3mmol/L，那么事先进食15g的糖类（如1份水果加1份面包）就足够了；如果在运动之后很长一段时间才出现低血糖反应，那么应在运动结束后的30分钟内给予15～30g的糖类，这时所进食的食物可以是1个面包、5～10块苏打饼干。

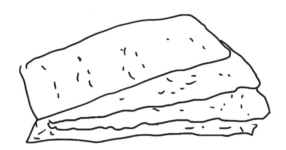

◆自测血糖

有条件进行自我监测血糖的患者，可在运动前后各测量1次血糖，就可以及时发现低血糖。

◆及时处理低血糖反应

如果在运动中出现饥饿、面色苍白、出冷汗、心慌、四肢无力等低血糖反

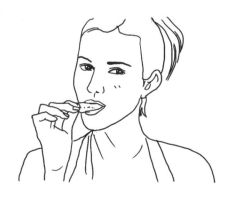

应，应立刻停止运动，原地休息，吃一些随身携带的食物；如果 10 分钟后没有缓解，可再吃一些食物，并尽快到医院就诊。

★低血糖症患者饮食应注意

饮食应该力求均衡，至少包含 50%~60% 的碳水化合物。

高纤饮食有助于稳定血糖浓度。当血糖降低时，可将纤维与蛋白质食品结合在一起（如麦麸饼子加生乳酪或杏仁果酱）。吃新鲜苹果取代苹果酱，苹果中的纤维能够抑制血糖的波动，也可加一杯果汁，迅速提升血糖浓度。

严格限制单糖类食物摄取量，要尽可能少吃精制及加工产品（如速食米和马铃薯）、白面粉、汽水。

戒烟禁酒。酒精、咖啡因、抽烟都将严重影响血糖的稳定，最好能戒除。

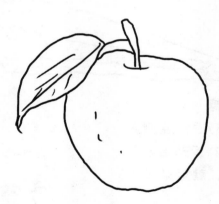

三 痛风

医学上痛风的定义是由于长期的嘌呤代谢紊乱及尿酸排泄减少，血中尿酸增高所引起的一组异质性疾病。过多的尿酸以尿酸盐晶体的形式沉积在关节、软组织、骨骼、软骨、肾脏等处而引发疾病。如尿酸结晶积聚在关节处排不出去，就会形成红、肿、热、痛而游移不定，来去如风，所以名之为"痛风"。若形成结石，又称痛风石，相应的器官组织受到损害，进而形成痛风病。痛风在医院门诊常被误诊为风湿性关节炎、类风湿关节炎、丹毒等。

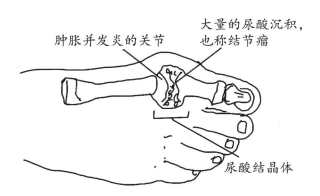

肿胀并发炎的关节

大量的尿酸沉积，也称结节瘤

尿酸结晶体

痛风是一种古老的疾病，"痛风"一词来源于拉丁文"滴"，反映了古代医学家认为本病是因为恶性液体滴入衰弱的关节导致。近年来随着我国人民生活水平的提高，饮食结构的改变，痛风的发病率也在逐步上升。资料表明，痛风患者以 30～60 岁的人居多，特别好发于 40 岁以上的中老年人，而 90% 左右的患者是男性，男女之比为 20:1。脑力劳动和经济良好阶层发病较多，欧美把痛风称为"帝王病"或"奢侈病"。

痛风与糖尿病一样，也是一种慢性代谢紊乱性疾病。它的主要特点是体内尿酸形成过多或尿酸的排泄减少，从而引起血中尿酸升高，血尿酸升高至一定程度后就会在组织内，特别是关节及肾脏中沉积而引起关节炎的反复发作，严重者可导致关节活动障碍和畸形，临床上称为痛风性关节炎；尿酸在肾脏内沉积后可形成尿酸性肾结石和肾实质损害，临床上称为尿酸性肾病，又名痛风性肾病，可引发肾绞痛、血尿、肾盂积水及肾功能损害，严重者可发生肾功能衰竭和尿毒症。痛风是一种慢性终生性疾病，病程可长达数十年，而且具有间断性发作的特点。

认识疾病

★ 痛风的病因

◆ 饮食

美味佳肴，营养过剩，暴饮暴食，过量饮酒，过度紧张的生活是引起痛风的主要原因。

◆ 遗传

对有遗传倾向的痛风病例，各国的统计结果差异较大。如英国报道痛风家族发病率为 38%～80%，美国报道为 6%～22%；我国北京、江苏报道痛风的遗传倾向分别为 5.6% 与 13.6%。

◆药物

某些药物如噻嗪类药，阿司匹林、β-内酰胺类抗生素（包括青霉素类及头孢霉素类药物等），大部分由肾脏排出，将阻碍尿酸排泄，导致高尿酸血症，甚至痛风。

◆性别与年龄

痛风患者中男性约占95%，女性仅为5%左右。40～50岁是痛风的高发年龄。

◆其他因素

如风、寒、湿、热、劳累过度、精神紧张或压抑、创伤或手术等外来因素均能造成血中尿酸升高而引发痛风。

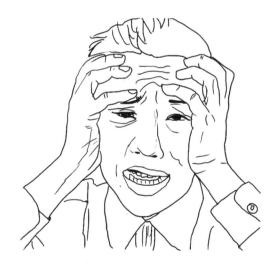

★ 痛风的临床表现

原发性痛风多见于中老年男性（约占95%），女性多于更年期后起病，常有家族遗传史。

◆痛风的典型临床表现为急性关节炎。

突然发生的单个关节的剧痛，以第一跖趾关节的疼痛最为常见，也可波及足趾关节、踝、膝、腕、肘等其他关节。但急性发作期的多关节受波及并不常见。

关节有红、肿、热、痛和活动受限，初次发作可呈自限性。

可伴有轻、中度发热、白细胞数增多、血沉增快。

可因外伤、手术、运动、过量进食高蛋白饮食、饮酒等所诱发。

◆ 无症状期

只有血尿酸持续或波动性增高，从血尿酸增高至症状出现时间可长达数年甚至数十年，有的患者可以高尿酸血症持续终生而不出现任何临床症状。

◆ 间歇期

急性期缓解后，患者完全没有症状，称为间歇期。间歇期可长达 10 年。多数患者将在一年内复发，少数患者可终生只有一次单关节炎发作。

◆ 痛风石与慢性痛风性关节炎期

未经治疗的患者，由于尿酸盐产生的速度超过尿酸盐排泄的速度，持续高尿酸血症使得尿酸盐沉积在软骨、关节滑膜、肌腱及多种软组织等处，形成黄白色、大小不一的隆起赘生物即痛风石（或痛风结节），破溃则有豆渣样白色物露出。关节可因痛风石增大，关节结构和软组织破坏，纤维组织及骨质增生而造成畸形和活动受限，关节周围、耳廓有时可触及痛风小结。

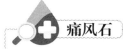

痛风石

在关节周围或耳廓等处的皮下，形成高出皮面的黄白色结节（俗称"疙瘩"），通常质地偏硬，状似圆形石子，所以临床称为痛风石，又称痛风结节，也有人称为痛风结节肿。但是在肾脏内的痛风石称为痛风性肾结石（尿酸结石），而不称为痛风性肾结节或痛风性肾结节肿。痛风石是因为血中过量的尿酸沉积于皮下而形成的。沉积在皮下的尿酸盐结晶不断刺激皮肤和皮下组织，引起局部炎性反应。久而久之，尿酸盐沉积逐渐增多，结节逐渐变大，皮肤膨胀、扩张，加上尿酸盐的侵蚀作用，结节可出现破溃。任何部位的痛风石都有可能自行破溃。痛风石越大、形成时间越长、痛风石数目越多，越易破溃。痛风石一旦破溃，则不易自行愈合。痛风石越大，破口越大，则愈合也越困难，即使较小的痛风石破溃之后也很难自行收口。

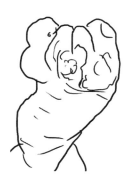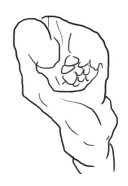

痛风石最易发生的部位是足、手附近，特别是跖趾关节、踝关节、足背等处，以及手指关节、掌指关节、腕关节、手背部等；然后是膝关节附近、肘关节及耳廓等处；

极少见躯干部、大腿和上臂处等。内脏主要见于肾脏实质，有时可见于输尿管和膀胱，偶尔见于心脏、肝脏、胆囊及胆道、胰腺等。脑组织通常不利于尿酸沉积，因而无痛风石发生。

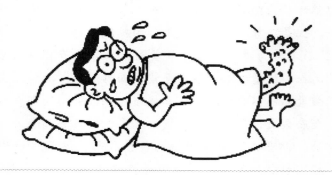

预防治疗

★ 痛风的预防

虽然痛风与遗传有密切关联，但后天性的一些因素对痛风的发生具有重要作用。这些后天因素包括饮食习惯、营养状况、工作和生活条件、嗜好、体力活动等。为此，应采取如下一些措施以预防痛风的发生：

◆ 养成良好的饮食习惯

注意控制饮食，尽可能避免进食或少进食嘌呤含量较高的饮食，如动物内脏、鱼子、豆类、啤酒、发酵食品、骨髓以及鱼虾类等。

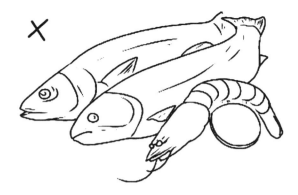

◆多饮茶

多饮水，保持每日有充足的尿量，尤宜应多喝茶，以促进尿酸盐的排出。

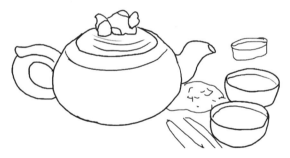

◆生活规律

生活要有规律，按时作息；一日三餐要定时定量，不能吃得过饱，不要随便增加进餐次数，以免热能及营养过剩而引发肥胖。要消除不良的生活习惯，特别不要通宵达旦地玩牌、看电视或电影等。

◆注意劳逸结合

应避免长时间持续用脑和久坐，注意劳逸结合，每天适当做运动及体力活动，持之以恒。切忌过度劳累、受寒、受湿以及关节受损。

◆戒除不良嗜好

如吸烟、酗酒等。

◆定期检查血尿酸

应至少每1～2年定期检查1次血中尿酸，便于及时发现早期高尿酸血症。中年以上男性以及绝经后女性均应定期检查血中尿酸，尤其是肥胖而又嗜好饮酒的老年人，应每年检查1次血中尿酸。血中尿酸男性超过416μmol/L，女性超过357μmol/L，即为高尿酸血症，应密切注意，及时采取有效措施使血中尿酸恢复正常，则可防止发展为痛风。特别在家族中有痛风病史者，更需注意防范。

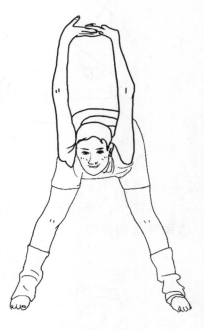

◆应用药物

若血中尿酸高于540μmol/L，可以短期应用抑制尿酸合成的药物，如别嘌醇；急性关节炎发作时，可使用秋水仙碱，以抑制尿酸盐结晶的炎性反应。必要时可采用吲哚美辛、布洛芬等对症治疗。

◆避免精神紧张

情绪要平和，心情要乐观，精神轻松就会使压力减小。

◆积极防治某些疾病

肥胖 肥胖本身会增加尿酸的产生以及减少尿酸的排泄，痛风患者约半数以上超过理想体重20%。

高脂血症 80%高三酰甘油的患者合并尿酸过高；

50%～75% 的痛风患者合并三酰甘油过高。

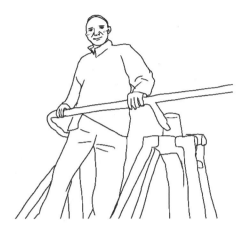

高血压　合并肾病或接受利尿剂治疗的高血压患者，约半数以上尿酸过高，痛风在高血压患者中占 2%～12%，痛风患者中 25%～50% 会有高血压。

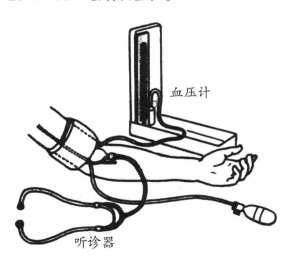

血压计

听诊器

★痛风的治疗

◆一般治疗

包括低嘌呤、低脂肪、低蛋白、低盐饮食，多饮水，恰当的体育运动，控制肥胖，戒烟酒，药物治疗，定期健康检查等。

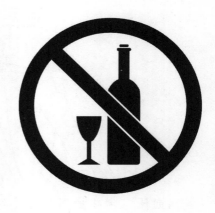

◆药物治疗

要根据类型选药，并要注意与其他药物合用时可能发生的相互影响。

◆急性痛风性关节炎发作期的治疗

卧床休息，及时治疗，最有效的药物是秋水仙碱，其他药物包括吲哚美辛、布洛芬等。

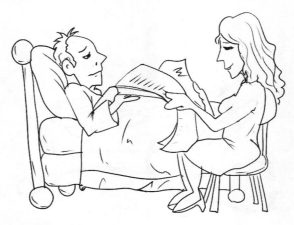

◆间歇期的治疗

除坚持一般治疗以及自我保健外，最重要的措施是使用促进尿酸排泄的药物（如丙磺舒、磺酰吡唑酮等）以及抑制尿酸合成的药物（如别嘌醇等）。

◆慢性关节炎期及痛风结节的治疗

避免反复急性发作，保护关节功能；有显著关节畸形而严重影响关节功能者，可考虑施行关节固定或矫形手术；较大痛风结节可行手术切除；痛风结节破溃合并感染以及久不愈合者，除局部清创换药以及使用抗生素外，也可考虑手术切除。

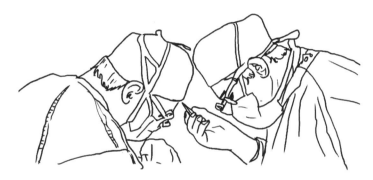

◆痛风性肾病以及肾、输尿管、膀胱结石的治疗

积极控制高尿酸血症，使血中尿酸长期保持正常，不能使用对肾有损伤的药物，消除能影响肾功的一切不利因素，如防止尿路感染，防治肾功能进行性减退，有泌尿系结石者可考虑进行手术治疗或碎石疗法。

◆积极治疗其他疾病

如高血压、动脉硬化、糖尿病、高脂血症、肥胖等。

★治疗痛风的药物

◆镇痛消炎类药物

主要包括秋水仙碱、肾上腺皮质激素（如醋酸可的松、泼尼松龙、甲泼尼龙、泼尼松、地塞米松、曲安西龙、曲安奈德等）、吲哚美辛、保泰松类、布洛芬类、吡罗昔康等。

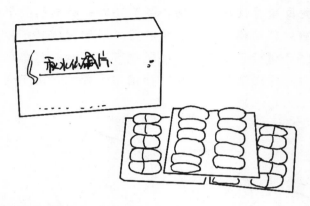

◆抑制尿酸合成的药物

别嘌醇，目前供临床应用的抑制尿酸合成的药物只有此一种。别嘌醇的适应证为尿酸合成过多而引起的高尿酸血症，肾尿酸结石反复形成者，每日尿酸排泄大于5.9mmol（1000mg）者，多部位较大痛风结节者，大剂量尿酸排泄促进剂无效或过敏或无法耐受者，肾功能严重损害而无法使增大的尿酸负荷排出者。别嘌醇开始每天100mg，2～3次／天，口服，逐渐加量到每天200mg，3～4次／天，每天最大剂量不能超过600mg。血中尿酸浓度正常后，逐渐缩减维持量，每次100mg，1～2次／天。其不良反应包括过敏性皮疹、药物热、肠胃不适、白细胞以及血小板减少、肝功能损害等。注意要从小剂量开始，逐渐增加剂量，并定期复查血象、肝功等。

◆促进肾脏排泄尿酸的药物

丙磺舒　开始剂量每次0.25g，2次／天，2周内增加至每次 0.5g，2～3 次／天。可每 1～2 周再增加 0.5g，直到血中尿酸降至正常水平，再缓慢减量维持。每日最大剂量 2g 以下。约 5% 的患者存在皮疹、发热、胃肠刺激、肾绞痛以及激发急性痛风发作等不良反应。

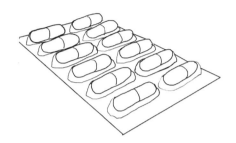

磺吡酮　排尿酸作用强，但无消炎作用。常和丙磺舒合用而起协同作用。初始剂量每次 50mg，2 次／天。2 周内递增为 100mg，3 次／天。每日最大剂量 600mg。不良反应比丙磺舒小，个别有皮疹、药物热，对胃黏膜的刺激较小，有溃疡病者慎用。

苯溴马隆　是比前两者更强的降尿酸药。初始剂量每次 25mg，1 次／天，逐渐可增至每日 100mg。毒性作用较小，但可有胃肠道反应，极少数具有皮疹、发热、肾绞痛。

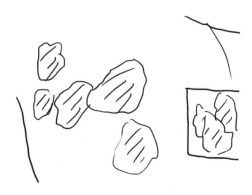

◆促进肠道排泄尿酸的药物

代表药是爱西特。它是一种极微粒化活性炭，口服后在肠道吸附尿酸、肌酐等物质，增强肠道有害物的排出。单独用降尿酸作用弱，常与别嘌醇合用，效果较好。本药多用于肾功能不全较重的痛风患者，无显著的不良反应，但与口服抗生素同用能降低抗菌作用。

日常保养

★痛风患者的体育锻炼

体育活动可增强体质，促进全身血液循环，缓解心脏功能，可矫正肥胖，使体重保持正常。痛风患者大多数存在肥胖、超重、高血脂、动脉硬化等情况，年龄也通常在50岁以上，心血管功能状态均不十分健全，所以参加适合自己身体条件的体育活动极为有益。但痛风患者在急性发作期不能运动，应卧床休息，同时抬高患肢，以减轻关节症状。在间歇期和预防发作期的痛风患者应参加运动，但不能进行剧烈运动，如快跑、足球、篮球、滑冰等应避免，消耗体力较多的项目如登山、长跑、游泳等也应禁止，而较为合适的运动项目有散步、太极拳、短程慢跑、快步走、广播操、桌球等。

体育锻炼的最佳时间是午睡后到晚睡前这一段时间。许多人喜欢在清晨四五点钟起床后立刻去锻炼，这是不正确的，因为清晨血液黏度高，易发生心脑血管意外；清晨起床时人体肌肉、关节和内脏功能均处于松弛低下状态，对体育锻炼不适应，易导致急、慢性损伤。此外，因为夜间缺乏太阳能辐射和紫外线照射，所以清晨空气中的有害物质及病原微生物密度较高，这些对人体都十分不利，故而清晨锻炼不是最佳时间。

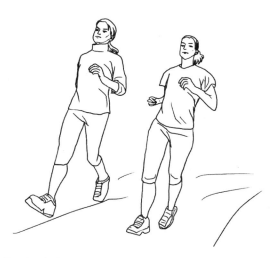

体育锻炼地点以人烟稀少、树木较多、安静清洁之处最为适宜，如公园、田野、河畔、山边、湖旁等。严禁在马路、公路旁或烟尘及噪音较多的工厂区、闹市区进行锻炼，特别是马路上各种机动车辆排出的废气中含有大量的一氧化碳、硫化物以及铅、汞等有毒有害物质，吸入后会造成慢性中毒，对身体非常不利。

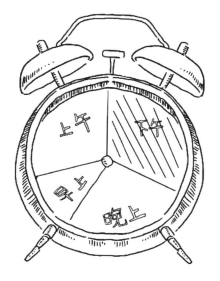

★痛风患者的饮食应注意

痛风是由于嘌呤代谢紊乱、肾脏排泄尿酸减少所致。尿酸能沉积在关节、肾脏而引起关节炎、肾结石、痛风性肾病和痛风石等一系列损伤，因此高尿酸血症是痛风的要害所在，一定要努力将血液中过高的尿酸降下来。人体内的尿酸一部分由体内物质代谢形成，一部分来自食物。虽然某些药物可促使尿酸排泄，或者能够抑制尿酸合成，但药物都有一定的不良反应，故而饮食控制至关重要。嘌呤、核酸代谢的最终产物为尿酸，所以预防痛风的要点是控制食物中嘌呤的摄入量。嘌呤含量非常高的食物如动物内脏、骨髓、鱼子、沙丁鱼、蛤蜊等海产品属于忌食食品；肉类（牛、羊、猪、鸡、鸭、鹅）、鱼虾类嘌呤含量也非常高；蔬菜中花菜、菠菜、扁豆、豌豆、大豆中嘌呤含量也不低；糙谷类粮食也含有一定量的嘌呤；牛奶、蛋类、普通蔬菜、水果和精粮，可视为无嘌呤食物。

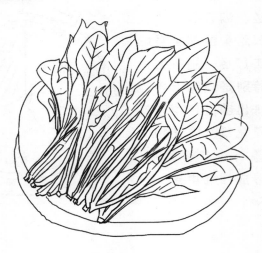

◆按食物的嘌呤含量及嘌呤性质选择食物

牛奶、鸡蛋、豆类、蘑菇、米、面、藕粉、核桃、花生、栗子、植物油、蔬菜瓜果、海藻类等食物含嘌呤较少，可经常食用；动物内脏，鸡、鸭、鸽、鱼等含嘌呤较高，其次是牛肉、猪肉、羊肉、兔、火腿、香肠、骨髓等，应忌食或少食。嘌呤为亲水性物质，易溶于水。如大豆含嘌呤较多，但制成豆腐后嘌呤极少；用猪肉做成肉汤时肉中所含嘌呤就比炒肉丝要少，因此痛风患者不宜喝各种肉汤，包括鸡汤、牛肉汤等。

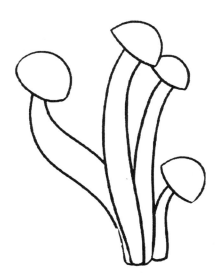

◆按不同病期选择食物

在痛风的急性发作期，必须吃无嘌呤饮食；在缓解期，可适度放宽，可弃汤吃含嘌呤相对较少的鸡肉、鱼肉，但每天不能超过50g。吃肉、鱼等均应煮后去汤，因为50%的嘌呤将溶于水中。

◆少吃脂肪

　　脂肪可抑制尿酸排泄，所以饮食应以素为主，尽可能少吃荤油，可吃素油如芝麻油、花生油、玉米油、米糠油、小麦胚芽油、葵花子油、豆油、菜籽油等。荤素油的比例以1：2为宜。

◆多饮水

　　多饮水可以增加排尿量，每日尿量应维持在2000～3000mL，利于尿酸排出，防止尿酸盐的形成和沉积。若肾功能正常，可加服小苏打片（3次／天，每次1g），用来碱化尿液，以利尿酸排出。市售纯水多为弱酸性，饮用此类水，应多检测尿液，如果pH值经常低于6.0，则应选自来水作为饮用水为妥。

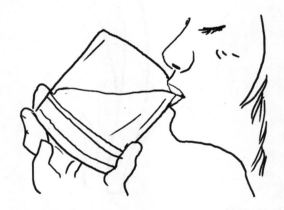

◆补充维生素

　　如果患者长期吃精粮，可能引起B族维生素缺乏，应酌情补充复合维生素B片，3次／天，每次1片。

◆控制饮食总量

　　节制饮食总量，既包括每日摄入嘌呤的总量，也包含每天饮食的总热量，以减轻体重，防止肥胖。患者的饮食以控制在正常人食量的 80% 左右为宜，严禁暴饮暴食。

◆ 多食蔬菜、水果等素食

蔬菜、水果多属碱性食物，使体液 pH 值升高，可以避免尿酸结晶和结石的形成。不少蔬菜、水果中含有钾元素，钾能够促进肾脏排出尿酸，减少尿盐沉积。

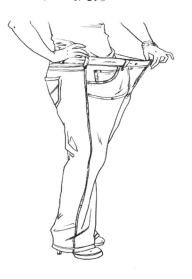

◆ 不饮酒

酒精既阻止尿酸排出，还增加尿酸形成，所以痛风患者应尽可能不饮酒，特别是富含嘌呤的啤酒要禁忌。

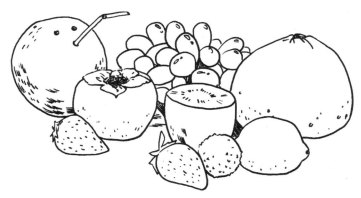

◆ 饮食疗法与药物治疗结合

高尿酸血症是由多种因素造成的，摄入高嘌呤食物过多只是原因之一，所以单靠控制饮食，血中尿酸难以长期保持正常，应采取降尿酸药和饮食调配同时进行的原则。当血中尿酸下降到正常水平时，可适量吃些鱼虾和瘦肉，但不能喝汤汁；在出差、旅游或赴宴后，或在劳累、精神紧张、环境改变和摄入嘌呤过多时，为避免痛风发病，可适当增加降尿酸药的用量。

痛风患者饮水应注意

痛风患者每日饮水量要比一般人显著增多，但是饮水不当也会给健康带来不利影响，应讲究科学饮水。

养成饮水习惯

每日坚持饮一定量的水，以新鲜温白开水为主。除饮食外，每日饮水量应确保在 2000mL 左右，要使全日尿量在 1800mL 以上。严禁平时少饮或时多时少，或临时暴饮，这样无法达到促进尿酸排泄的目的。在夏日，可临时吃点冷饮，但不能过量。

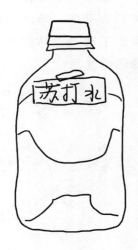

饭前空腹饮水

在早、中、晚三餐之前 1 小时饮一定数量的水，但不能在饭前半小时内大量饮水，这样会冲淡消化液和胃酸，久之容易导致胃病与消化不良。

饭后勿即饮水

食后大量饮水也会冲淡消化液，影响食物的消化，应在进食后 45 分钟左右方可饮水；也不要在饭后立刻饮茶，久而久之，不但妨碍营养物质的补充，还会造成缺铁性贫血，一般主张在饭后 1 小时饮茶为宜。

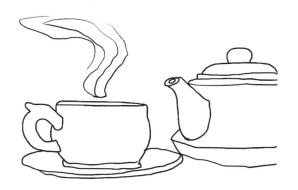

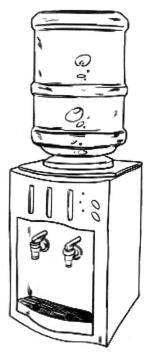

饮水时间的选择

饮水的最佳时间是两餐之间及夜间和清晨。夜间是指在晚饭后45分钟到睡前这一段时间，清晨是指在起床至早饭前半小时这段时间。痛风患者易于合并高脂血症、动脉硬化、高血压及冠心病等，在夜间或清晨多饮开水，可使血黏度显著下降，从而可降低心肌梗死及卒中的发生率。

主动饮水

不要感到口渴明显时才饮水，因为口渴明显时表明体内已处于缺水状态，这时才饮水，对于促进尿酸排泄效果差。所以痛风患者必须养成主动饮水的良好习惯，才有利于尿酸的主动排出。

不喝不宜饮用的开水

下列 5 种开水不宜饮用：长时间反复沸腾过的开水；装在热水瓶里已数天、不新鲜的温开水；多次反复煮沸的残留开水，尤其是开水锅炉里的水；开水锅炉中隔夜重煮或未重煮的开水；蒸饭蒸肉后的"下脚水"。另外，长时间储存的水不宜饮用，因其硝酸盐含量较高，储存的水在 3 天内应更换。

★ 痛风患者减轻精神压力的方法

◆ 找人谈心

一个人感受到压力时会造成精神紧张，表现为焦虑、烦躁、疲劳、抑郁、沮丧、情绪波动厉害、注意力涣散无法集中等。当精神上感到有压力时，可以找一位知心朋友聊聊，闲谈以后心情会舒畅很多。如果闷在心里，不向任何人倾

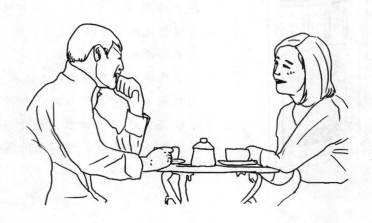

诉，会对身心造成很大伤害；讲出来，与他人共同分担，则会大大地减少精神痛苦，紧张的情绪会逐渐缓解，压力也会自然化解。同时，还要避免多吸烟、饮酒以及过量饮用咖啡等。

◆正确对待压力

压力是任何人都无法避免的，关键是应当持积极的态度以及良好的心理状态去面对压力，以积极的一面去对待，把压力看成是挑战，把应战看成是享受，在压力中不断地成长起来，成为身心两方面都健康的人。如面对工作压力时，应想到这是对自己工作能力的挑战，想到挑重担就是对自己的信任，想到完成工作即是实现自己的理想，想到即将取得的成就，就会劲头十足地去进行。

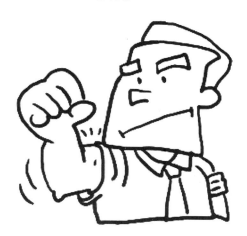

◆确保放松

研究认为，解除紧张及压力状态的最好办法是必要的放松。为此，首先要加强自身意志力的锻炼，善于控制自己的情绪，做到乐观、豁达、大度；然后是培养一些业余爱好，安排一定的业余活动时间；三是要加强适当的运动；四是改变一下环境，如休假、郊游，或好好地休息一段时间；五是要确保每天都有放松的时间。另外，要保证睡眠充足。洗温水澡可促使血液循环加快，肌肉放松，也有助于睡眠。

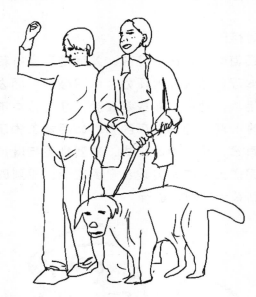

◆善待他人亦善待自己

对待他人要宽厚、大度、和善。当然，讨好所有的人是不可能的，勿需尝试。对自己要有信心，不要过于自责、自卑。相信他人有可取之处，也相信自己同样有可取之处；过去的事情就让它过去。对自己和别人的期望值应现实一些，要制定现实可行的目标。

◆愉快地笑

笑能消除紧张情绪，从而减轻压力，如果在紧张状态中很难发笑，就设法使自己回想滑稽的人或事，使自己发笑；在家中则可以看滑稽录像或阅读几则幽默小故事，使自己笑口常开。

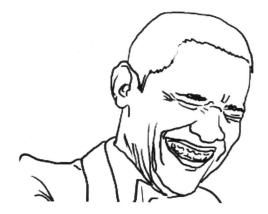

◆树立战胜疾病的信心

保持情绪稳定、精神愉快，树立战胜疾病的信心和坚持自我防治的恒心。

★痛风患者的自我调养

◆保持理想体重

调节饮食，控制热量摄入，防止过胖，保持理想体重。降低体重常可使痛风、糖尿病、高血压及高脂血症均得以控制。但降低体重应循序渐进，以每个月减1kg为宜，迅速减重反而会造成体内组织迅速分解，产生大量嘌呤，造成痛风急性发作；痛风急性期不可减肥。

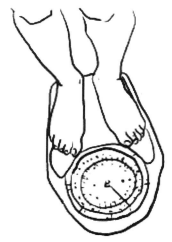

◆合理饮食调理

饮食以碳水化合物为主 碳水化合物可避免组织分解代谢产生酮体，可促进尿酸排出，每餐应以馒头、面条、玉米为主。

限制嘌呤摄入 应少吃或不吃嘌呤含量高的食物，以减少其代谢产物尿酸。

适量摄入蛋白质 蛋白质可按理想体重 0.8～1.0g/kg 进食，以牛奶、鸡蛋为主，少吃煮过的肉类，但不要喝肉汤或鸡汤。

适量摄入脂肪 脂肪可减少尿酸排出，要将脂肪控制在总热量的 20%～25%。

多食碱性食物 尿酸易溶解于碱性液中，多进食碱性食物，使尿液呈碱性反应，可促进尿酸排出。蔬菜及水果多属碱性食物应多食常食。

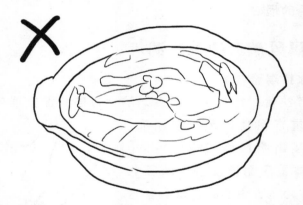

细嚼慢咽 每日三餐，睡前不吃东西，吃饭不要过快，不能暴饮暴食。

进补可选用百合、花粉、蜂王浆、冬虫夏草等，应用时应适量食用，不宜食用过分温燥的补品，如鹿茸、海马、狗肉等，否则会诱发痛风。

◆大量饮水

每日饮水 2000～3000mL，尽可能均匀饮水，每小时 1

杯，特别是为防止尿液浓缩，可在睡前或半夜饮水，借助于饮水使排尿量每日达 2000mL 以上为宜，利于尿酸的排出，防止结石形成。

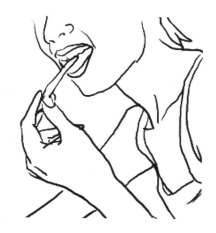

◆限盐

高盐饮食影响尿酸的排出，使病情加剧。菜肴宜清淡低盐，每日 2～5g 食盐即可。

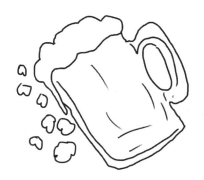

◆禁酒

乙醇易使体内乳酸堆积，抑制尿酸排出，特别是啤酒中含大量嘌呤，极易诱发痛风。痛风患者应禁酒。

◆适当运动

适当运动可预防痛风发作，溶解体内脂肪，降低血尿酸。运动以中等量为宜，早晚各 30 分钟，避免剧烈运动。痛风反复发作的患者，应尽量避免在阴冷潮湿的环境中居住，早晨不要到公园或河边等潮湿地带活动，阴冷天气时尽可能减少在室外的停留时间，不可久居冷空调环境中，不宜待在风口中。

◆劳逸结合

避免过度劳累、紧张、湿冷，穿鞋应舒适。睡前用温热水浸泡手脚半小时。防止关节损伤、受冷、受湿等。

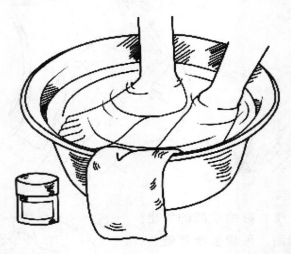

◆安全用药

禁用或少用影响尿酸排泄的药物，如青霉素、胰岛素和阿司匹林；合并高血压者，最好不用利尿药降压。

◆急性期与缓解期的膳食选择

▲急性期

严格限制嘌呤含量高的食物，以牛奶、鸡蛋、精白米、白面为主，选择嘌呤含量低的蔬菜水果，限制脂肪摄入量。

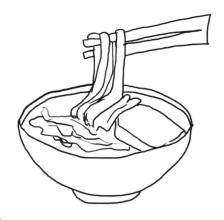

▲ 缓解期

给予正常平衡膳食，维持理想体重以及正常血中尿酸水平。蛋白质能加快尿酸的合成，故蛋白质每日不应超过 1g/kg 体重。有限地选用含嘌呤稍高的食物，如肉类（牛、猪、羊肉），菜类可适度选用如菠菜、豌豆、蘑菇、干豆类、扁豆、芦笋等。脂肪的限制需长期坚持。

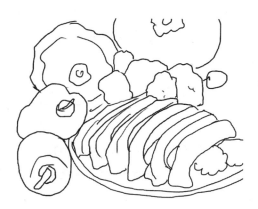

◆ 定期检查血中尿酸

一旦发现血中尿酸增高，应在医生指导下服药治疗，特别在痛风性关节炎急性发作期，须及时到医院诊治。

（四）　肥胖症

肥胖是体内脂肪组织过多堆积导致体重超过正常的一种状态，这也是一种疾病。在通常情况下，正常成年人每日膳食摄入能量和机体全部消耗的能量基本保持着动态平衡。当摄入多、排出少时，多余的能量就会以脂肪（三酰甘油）的形式储存于体内，也就是收大于支，久而久之，就长胖了。

认识疾病

★肥胖症的病因

◆遗传与环境因素

相当多的肥胖者有一定的家族倾向，遗传因素使部分人群易于产生肥胖，并与家庭饮食结构和生活习惯有关；饮食过多、活动较少的环境也容易使人肥胖。

◆能量摄入过多，消耗减少

能量摄入过多主要表现在食欲亢进；消耗减少即是活动减少。能量摄入与消耗之间应保持平衡。人体的各种活动均需要消耗能量，人每天摄入的食物提供的能量必须满足人体的消耗，若摄入的能量长期低于消耗的能量，能量代谢处于负平衡，这样就会造成人体消瘦；如果能量摄入过多，能量代谢处在正平衡，超出部分的能量就会转化为脂肪，从而引起肥胖。

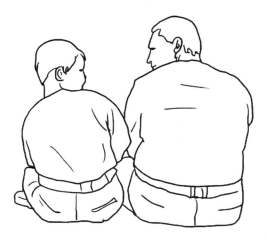

◆饮食因素

（1）食欲　食欲除了受能量代谢动态平衡进行调节外，也与社交、生活方式、饮食习惯、情绪等因素相关。食欲和能量需求间的长期轻微差别就可造成体重的增加或降低。

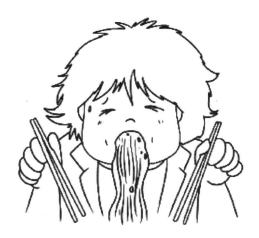

（2）高脂饮食　流行病学研究表明，高脂饮食易引起肥胖。高脂食物的能量密度高，是相同重量糖类的 2 倍多，容易造成摄入量超过能量平衡需要。

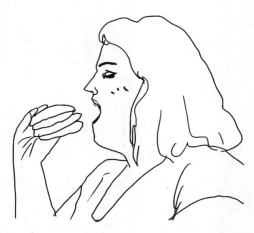

（3）进食总量　在食物种类不变的情况下，进食量越多，摄入的热量就越高。摄入的总热量超过消耗的总热量则会引起脂肪积聚而造成肥胖。

（4）糖类太多　我国人民生活中的主食是米、面类，副食品为其他菜类。主食中淀粉（糖类）过多，特别是进甜食或油腻食品过多，使身体从食物中摄取的热量利用不完，就会转化成脂肪，储存于体内，长此以往，因脂肪大量堆积而发生肥胖。

（5）肉食过量　肉是指动物肌肉和油脂，除了含有丰富的蛋白质外，还含有大量脂肪。每天吃一些肉是必要的，但不能太多。吃得过多，而利用不完，就会储存起来使人发胖。

（6）零食过多　如甜食、瓜子、水果、巧克力、冰淇淋等，若吃得过多则从其中摄入的热量大大超过需要量，多余的热量转化为脂肪，久而久之，导致肥胖。

◆进食习惯因素

（1）进食速度　若进食速度过快，即使已经摄入了足够量的食物，但下丘脑的饱食中枢还没有发出饱食信号，因此进食过多易造成肥胖。

（2）纵食症 纵食症是一种发作性心因性疾患，表现为无法自制地放纵进食，每周至少2次，常见于夜间。纵食者常出现肥胖。

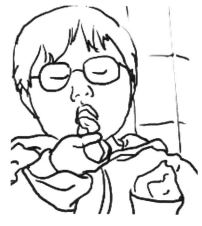

（3）夜食综合征 夜食综合征指夜餐至次晨之间能量的摄入占总摄入量的25%以上，通常可达50%，多见于明显肥胖者。

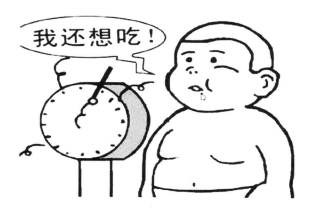

（4）节食 节食指有意识地控制食物摄入量，但一旦其自制力由于某些原因而降低或丧失时，膳食失控或过食的风险就非常大。

（5）饮食习惯 欧洲人过多地食肉和奶油，游牧民族大量食肉，南非一些部落人群多食糖类饮食等，这均是导致上述地区肥胖者较多的原因。

◆体力活动因素

体力活动减少造成能量消耗降低，从而形成肥胖。随着社会的进步，交通越来越便利并发达、电视电脑普及、家务劳动的机械化与电器化程度提高，使人们在工作及生活中的体力活动大为减少。生活方式的这种变化导致现代社会肥胖病患病率不断增加。

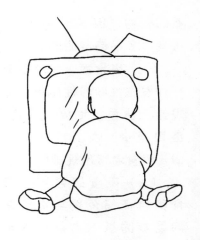

◆神经精神因素

人类及多种动物的下丘脑有一对腹内侧核，又称饱中枢；另一对腹外侧核，又称饥饿中枢。当下丘脑发生病变时，如果腹外侧核功能相对亢进而贪食，则会引起肥胖；如果腹内侧核功能相对亢进而厌食，则会引起消瘦。当精

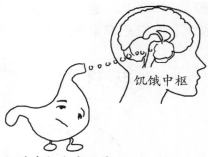

饥饿中枢

饥饿中枢发出信号

神过度紧张而导致交感神经兴奋或肾上腺素能神经受到刺激时，则食欲受到抑制；相反，心情愉悦、生活舒适、没有压力的情况下，迷走神经兴奋使得胰岛素分泌增多时，食欲常大增，而导致肥胖。人们通过视觉、嗅觉和人为吞食比赛刺激反射也会引起食欲、食量倍增，引发肥胖。精神创伤和心理失衡导致的盲目进食也是导致肥胖的重要原因。

◆高胰岛素因素

肥胖常与高胰岛素血症并存。胰岛素有明显的促进脂肪

蓄积的作用。过度摄食和高胰岛素血症并存往往是肥胖发生和维持的重要因素。高水平胰岛素会增加食欲，加剧血脂代谢紊乱，使葡萄糖转化为脂肪，促使肥胖的发生。

◆ **药源性肥胖**

有些药物在治疗疾病的同时，还有引起患者产生肥胖的不良反应。①精神治疗药：如吩噻嗪类、丁酰苯类等；②抗抑郁药：如三环类；③抗癫痫药：如丙戊酸钠、卡马西平；④甾体激素：如糖皮质激素、孕酮类避孕药；⑤肾上腺素能阻滞剂：如 α_1 及 β_2 受体阻滞剂；⑥5-羟色胺拮抗剂：如赛庚啶；⑦糖尿病治疗药：如胰岛素、磺脲类、噻唑烷二酮类等。

肥胖症对人体的危害

消瘦的人易患呼吸道及消化道疾病，而肥胖的人易患代谢性和心血管系统疾病。据流行病学调查，肥胖不但有害于人体健康，其相关疾病与并发症对人体的威胁更大。

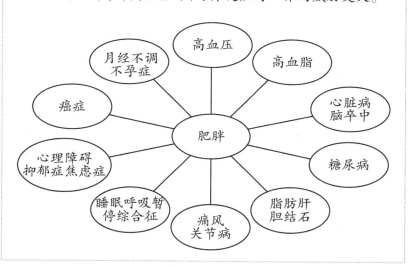

（1）冠心病发生率高：肥胖患者的冠心病发生率与病死率均较非肥胖患者要高，两者相比，冠心病发生率为5∶1。

（2）诱发糖尿病：肥胖是糖尿病的一个重要诱发因素，且常常是糖尿病的前驱表现。

（3）脂质代谢障碍：摄入过多脂肪类食物，缺乏体力活动等可导致脂质代谢障碍。

（4）高血压发生率高：肥胖患者高血压的发生率明显高于非肥胖者，且随肥胖程度的增加，高血压发生率也成倍上升。

（5）胆石症发生率高：肥胖患者的胆石症发生率高于非肥胖者，并随着肥胖程度的增加，易形成胆固醇结石病。

（6）易患骨关节病：超体重使骨关节压力增加，发生骨关节增生而造成骨关节病；骨关节病的发生也和肥胖者糖代谢、脂代谢、嘌呤代谢障碍有关。

★肥胖症的先兆

◆易累

与既往相比，近来易感疲劳，多活动一会便气喘吁吁、汗流满面，如果不是患有什么疾病，很可能是肥胖正在到来。

◆变懒

一贯勤勉的人，变得懒惰起来，遇事无精打采，如果不存在什么病症，肥胖会随之而来。

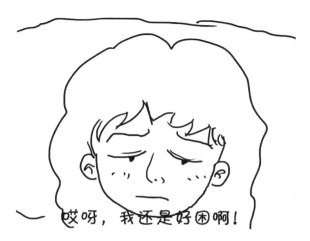

哎呀，我还是好困啊！

◆嗜睡

睡眠格外香甜，叫也不醒，或者经常嗜睡，两眼无神，总想睡觉，在排除过于疲劳的情况下，可能肥胖即将降临。

◆爱吃

胃口大增，常常嘴里不歇着，只要不患有甲状腺功能亢进症、糖尿病等使胃口大增的疾病，预示着肥胖将不期而至。

◆怕动

喜爱运动的人，变得不再爱动，甚至觉得参加体育运动是一种负担或麻烦，除非存在病痛、外伤，这也是肥胖的"信号"。

★肥胖症的临床表现

体重超过标准 10%～20%，通常没有自觉症状；体重超过标准 30% 以上将发生一系列临床常见的症状。

◆疲劳

疲劳是肥胖者的常见症状。超重将增加运动器官、骨、关节和肌肉的负担，超重及脂肪沉积还会加重心血管系统的负担，同时胸部的脂肪影响呼吸运动的完成，关节周围的大量脂肪又限制关节的活动，加上移动臃肿的身体、打鼾导致睡眠质量差、睡眠呼吸暂停综合征导致低氧血症等，这些都会使肥胖病患者容易出现疲劳，稍一活动不但即感疲乏无力，而且也感觉呼吸短促。

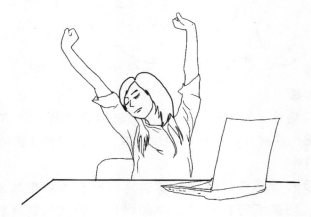

◆怕热多汗

怕热多汗也是肥胖者的常见症状。肥胖病患者皮下脂肪层肥厚，使体温不易以辐射及传导的方式将热量散失出去，所以只有靠出汗来降低体温，以保持体温的恒定。

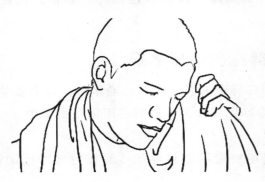

◆腰痛和关节痛

这是肥胖者最常见的症状之一。脊柱长期负荷过多，可发生增生性脊椎骨关节炎，表现为腰痛和腿痛。有的患者日常生活，如弯腰提鞋穿袜均感困难，尤其是饱餐后，腹部膨胀，不能弯腰前屈。下肢痛与关节痛的发生率及程度都与肥胖程度显著相关。

◆消化不良

肥胖者食欲持续增强，善饥多食，多腹胀、便秘、好吃零食、糖果、糕点和甜食；部分患者不及时进食可出现心悸、出汗及手颤。

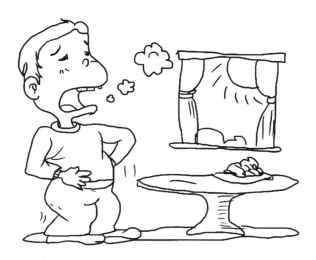

◆尿失禁

体重指数（BMI）超过30的女性肥胖者常常表现为压迫性尿失禁。研究发现，平均BMI为33.1的妇女中，有61%存在尿失禁。老年人的发生率更高。

◆气喘

气喘是肥胖病患者的常见症状。其原因包括：肥胖造成原有呼吸系统疾病加重，呼吸道感染，以及机械性和代谢性的因素引起；肥胖导致呼吸道机械性压迫，患者常常感觉呼吸困难，加上超重者需要吸入更多的氧气，排出更多的二氧化碳，负荷加剧，因此常发生气喘。

◆肺心综合征

肺心综合征是严重肥胖病的一个临床表现。患者表现为呼吸困难，无法平卧，间歇或潮式呼吸，脉搏加快，可有发绀、水肿、神志不清、嗜睡、昏迷等。主要是因为腹腔和胸壁脂肪组织太多，影响呼吸运动，肺部通气不良，换气受阻，导致二氧化碳潴留，血二氧化碳结合率大于正常范围，呈呼吸性酸中毒。

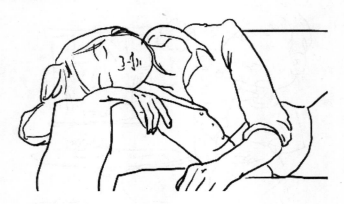

 标准体重的计算

目前，我国尚没有统一的标准体重数值，计算方法包括多种，简便易行的计算方法如下：

（1）成年人标准体重

1）成年男性标准体重（kg）=[身高（cm）-105]×0.9。

2）成年女性标准体重（kg）=[身高（cm）-100]×0.9。

（2）儿童标准体重

1）婴儿。1~6个月标准体重（g）= 出生体重（g）+ 月龄×600。

2）幼儿。7~12个月标准体重（g）= 出生体重（g）+ 月龄×500。

3）儿童。1岁以上标准体重（kg）= 年龄×2+8。

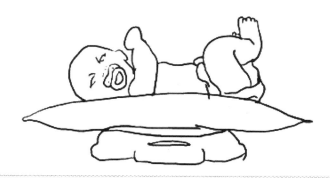

预防治疗

★ 肥胖症的预防

◆ 节制饮食

肥胖与饮食密切相关。预防和控制发胖以及减肥都必须以节食为主。无论肥胖轻重都要做到"三低"，即饮食低脂肪、低糖和低盐。应调整家庭饮食、生活习惯，科学地安排饮食，合理饮食，适度节制饮食，特别是控制糖和脂肪的摄入量。轻度肥胖者可减少糖类的摄入，如大米、面粉及其他含淀粉、糖、脂肪多的食物；中度肥胖者需严格控制饮食，每日主食不超过 300g，多食新鲜蔬菜、水果；重度肥胖者主食应严格控制在 250g 以下，主食粗、细杂粮混用，低脂、低盐饮食，戒酒，特别是少吃甜食及零食。

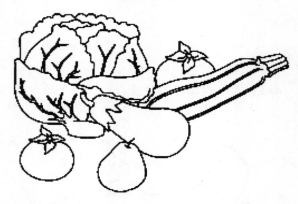

◆坚持体育运动

平时多参加体力劳动，加强并坚持体育锻炼，多运动，循序渐进，持之以恒，以增加热量的消耗。体育运动和节制饮食相配合是防治肥胖的最好方法。

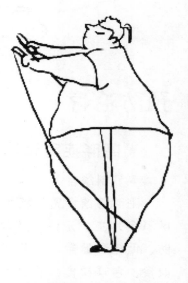

◆摒弃不良的生活习惯

现代化的生活方式使人们日常活动量越来越少，生活水平的提高又使得人们摄入的热量相对增多，因此肥胖者逐年增多。为预防肥胖，必须摒弃下列不良的生活习惯：

（1）不良的饮食习惯，包括高脂高糖饮食、多食少餐、嗜好快餐、嗜好油炸食品、嗜好零食、贪食、嗜酒、纵食、夜食速食、高糖饮料代替饮水、边看电视边吃零食等。

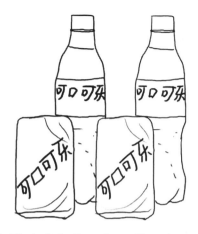

（2）使体力活动减少的不良习惯，包括贪图安逸、懒于运动、以车代步、长时间看电视、上网、玩游戏、久坐、饭后静坐、贪睡、睡眠过多等。

（3）不良的情绪习惯，包括以过度进食来缓解紧张焦虑、心情郁闷或者工作生活中的压力。

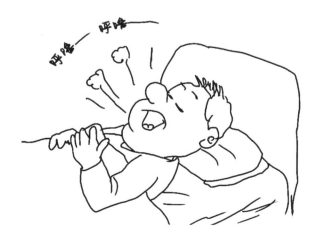

◆积极治疗有关疾病

积极有效地治疗及控制可能引起肥胖病的疾病，如丘脑、垂体、肾上腺皮质、性腺、甲状腺及胰岛疾病等。

★ 肥胖症的治疗

减肥的人都知道，过度节食，对身体不利；运动很好，但难以长久坚持；西药减肥，不良反应多；中医治疗有独特优势，强调辨证论治。如何正确选择减肥方法，以下意见可供参考。

◆综合治疗

减肥治疗要采取综合的方法，不能只选择一种方法，要多种方法同时并进，最少2种或2种以上方可收到良好的效果。节制饮食及体力运动是防治肥胖最基本方法，若再根据个人具体情况加上其他疗法，如推拿或药物治疗，就更可能收到明显疗效。

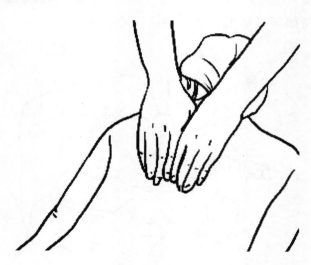

◆ 正确选用各种减肥疗法

（1）一般的或轻度的单纯性肥胖，只要适当地节制饮食和坚持体育锻炼，必要时选用其他方法，就可收到较理想的减肥效果。

（2）中度以上肥胖患者，尤其是年纪大、体质差的肥胖者，除严格控制饮食、加强体育运动外，还应加用中、西药物及针刺等疗法。

（3）中老年肥胖者，尤其是有些女性身体某些部位如腹部、臀部突出肥胖，除选择饮食疗法和体育疗法外，还可考虑针灸、局部推拿加外用药或采用外科手术治疗。

（4）继发性肥胖应请专科医生诊治，主要治疗原发性疾病。

（5）对有并发症的肥胖患者，采用中药内服汤剂法最为合适。

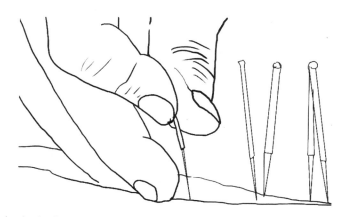

（6）针灸减肥法对轻、中度肥胖疗效较好，推拿减肥是一种良好的辅助治疗手段，可长期使用。

★常用的减肥药物

◆食欲抑制药

这类制剂兴奋下丘脑饱觉中枢、抑制食欲中枢，从而发挥减肥作用。这些药物的不良反应常见的有：失眠、易激动、心悸、血压升高、出汗、头痛、头晕、目眩、口干、视力模糊、恶心呕吐、便秘等。

▲苯丙胺

是儿茶酚胺类似物之一，即其结构类似于神经递质。早在 1930 年就知道苯丙胺可抑制食欲。每次 5～10mg，2～3 次／天，口服。

▲右苯丙胺

食欲抑制作用比苯丙胺强 2 倍。每次 2.5～5mg，2～3 次／天，

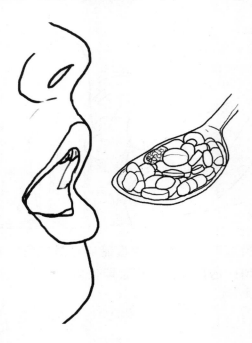

口服，饮前 0.5~1 小时服；长效胶囊，每粒 15mg，晨服 1 次。

▲苄甲苯丙胺

适用于糖尿病肥胖者，每次 25~50mg，1~3 次／天，午饭前口服。极量 150mg/d。

◆双胍类

这类药物对糖尿病肥胖更为适宜，它一直是非胰岛素依赖性糖尿病患者的治疗药物，但对于没有糖尿病的肥胖病患者没有降低血糖作用，因此，没有糖尿病的肥胖病患者也可服用。因为有反胃及肠胃刺激作用，所以也可降低食欲。这类药可使 80%~90% 的肥胖病患者取得减肥效果。

▲苯乙双胍

又名降糖灵，对顽固性肥胖的女性，具有减轻体重作用，但不宜长期使用。开始口服每次 50mg，2 次／天，以后每周增加 50mg，直到出现胃肠道刺激症状或达 300mg/d 为止。

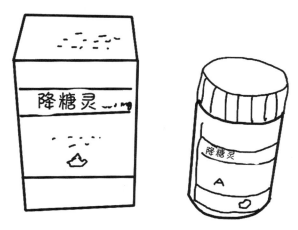

▲二甲双胍

又名降糖片，可使部分肥胖型糖尿病患者体重下降，住院患者使用本药比单用饮食治疗可多减轻20%的体重。开始口服每天500mg，2次／天。之后每周增加500mg，直至出现胃肠道症状或达到3000mg/d为止。

◆激素类

▲甲状腺激素

甲状腺激素可增加代谢率，使体重降低，但它的临床适应证只限于甲状腺功能减退性肥胖患者。其不良反应包括易引起蛋白质分解、骨钙丢失及心血管功能障碍，不主张用作单纯性肥胖的治疗。

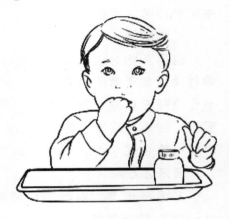

▲生长激素

临床上经常发现肥胖病患者生长激素分泌减少。生长激素能够增加脂肪氧化分解，使代谢率增高，并缓解节食中的负氮平衡，减少蛋白质丢失，通常每日5mg。

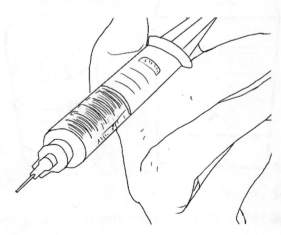

◆ 脂解素

脂解素是用垂体前叶提取的一种蛋白质冻干制品。本品能够促进脂肪库消耗脂肪，并促进其燃烧，激活脂肪组织的溶脂酶，促进脂肪分解，使体重下降。本品有水肿、过敏等不良反应。心血管疾病、糖尿病、肝肾功能不全以及对本品过敏者禁用。肌内注射，每次 50mg，2 次／天，10～20 次是 1 个疗程。

 按摩减肥

以推、拿、捏等手法在肥胖的胸腹、腰背、四肢进行操作。

1）按摩脐周。仰卧，双手重叠置脐上，以脐为中心，将 3 寸为半径，先顺时针再逆时针方向做圆周按摩，先从中心到外周，再从外周到脐中心，连续按摩 10 分钟。

2）捏拿。用双手手指分别捏拿中脘穴和气海穴，捏拿范围要大，力量深沉，反复操作 20 次。

3）点压。点压按揉天枢、关元、上脘和下脘等，每穴 2～3 分钟。

4）推摩。以双手掌心自肋下向腹部用力推摩至皮肤有热感为度。

腹部推拿减肥法：消除"大腹肚"的一个有效方法就是腹部推拿减肥法。

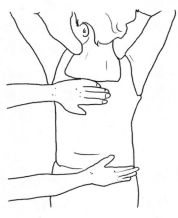

1）二指叠按法，即两拇指重叠，用力轻重以手下有脉搏跳动及患者不感觉痛为宜。

2）波浪式推压法，两手手指并拢，自然伸直，左手掌置于右手指背上，右手掌指平贴腹部，用力向前推按，继而左掌用力向后压，一推一回，由上而下缓慢移动，似水中的浪花。

常用穴位：关元穴（脐下3寸）、天枢穴（脐旁开2寸，左右各一）、中脘穴（脐上4寸）。

日常保养

★肥胖症患者日常生活中应注意

◆限制进食量

限制进食量，特别限制高脂肪、高糖类和高热量饮食的摄入，勿暴饮暴食，多食新鲜蔬菜和瘦肉、蛋清、牛奶等，限制食盐，忌食油煎、油炸食物。

◆慢食

注意进餐方式及环境，慢食可减肥，应增加咀嚼次数，减慢进食速度，避免进餐时看电视或听广播。

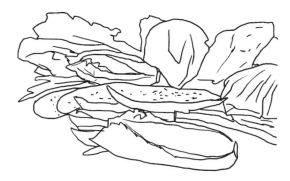

◆适量活动

树立信心，常常进行适量体力劳动，长期坚持锻炼，如行走，慢跑、散步、太极拳、健身操、郊游等活动，要坚持不懈及循序渐进，不宜剧烈运动。

◆保持大便通畅

保持大便通畅，有利于控制肥胖、减轻体重，特别是老年肥胖者，可避免因大便时憋气、用力过猛而引起心脑血管意外。一旦出现习惯性便秘，就应立即治疗。

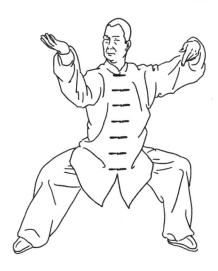

◆定时查体

注意定时检查身体，防止并发心血管、糖尿病和高脂血症等。

★减肥运动的项目

◆耐力性运动

常见的耐力性运动项目包括中速和快速步行、爬坡性医疗步行、慢跑、骑自行车、游泳、打太极拳等。

◆力量性运动

这种运动可分为静力性运动及动力性运动。静力性运动包括悬垂、支撑、倒立等；动力性运动包括引体向上、俯卧撑、仰卧起坐、广播体操等。

◆球类运动

常见的如篮球、排球、足球、网球、羽毛球等。通常体质较弱者可采取小球类运动，体质较好者可进行大球类运动。运动减肥以小、中量运动为宜。通常来说，运动强度增大，脂肪消耗的比例反而减少。

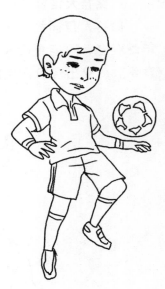

◆运动项目的选择

▲散步

普通散步法：慢速60~70步/分。中速80~90步/分，可用于普通保健；快速90~120步/分，中速和快速交替用于减肥，每次30~60分钟。

定量步行：又称医疗步行。指在坡地及平地上散步。如在 3° 斜坡的路上行走 2000m 或在 3° ～5° 斜坡的路上散步 15 分钟，然后在平地上散步 15 分钟。或在饭后步行以 4.8km/h 的速度步行 45 分钟。这类定量步行适合心血管系统慢性疾病和肥胖病的患者。

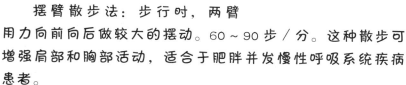

摩腹散步法：一边散步，一边以单手或双手顺时针及逆时针方向按摩腹部，30～60 步／分，每走一步按摩 1 周。每次散步时间 3～5 分钟。适用于消化不良和有胃肠道慢性病患者。

摆臂散步法：步行时，两臂用力向前向后做较大的摆动。60～90 步／分。这种散步可增强肩部和胸部活动，适合于肥胖并发慢性呼吸系统疾病患者。

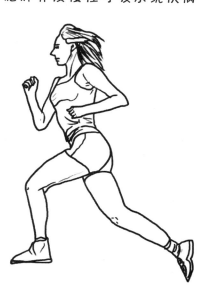

散步要求：头正平视，收腹收臀；双脚平行，脚尖朝前；步幅均匀，步态稳健；步频恰当，时间适宜；腹式呼吸，手臂摆动；穿着舒适，持之以恒。

▲跑步

慢速放松跑：慢跑是一种耐力性的有氧运动。跑步能够消除心血管疾病隐患，防止血中胆固醇含量增加，并有返老还童的效果，使人健康，愉快。快慢程度可依本人体质决定。跑步时每2～3步吸气1次。

走跑交替：适于中老年人减肥健身。初练时，通常是走1分钟、跑1分钟，交替进行，每跑1分钟算1次，每隔1～2周增加1次，直至增加到走10次、跑10次为止。

▲游泳

游泳是一项全身性体育运动。游泳运动量与运动强度可大可小、速度可快可慢，很适合中老年人健身、减肥。游泳时速度不宜过快，时间不宜过长。在游泳时，水的压力、阻力、浮力对人体同样是一种极好的按摩，对治疗肥胖并发病都有较好的效果，在众多的运动减肥方法中，最理想的减肥方法即为游泳。但游泳中如果出现头晕、恶心、寒颤等异常情况时，应及时出水。

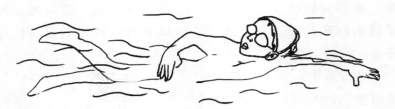

▲球类

适合于中老年人的球类运动包括健身球、羽毛球、网球、乒乓球、台球、门球和高尔夫球等，可根据自己的身体状况、爱好以及条件选择。

▲太极拳

太极拳不但具有强身健体和延年益寿的作用，而且还有防病治病的功能，有助于增强心脏、呼吸功能，增强神经系统的功能，提高免疫系统功能，改善新陈代谢及精神面貌，对延缓肌力衰退、骨质变性，预防或延缓发生高血压、动脉硬化、糖尿病、肥胖病、抑郁症及老年性痴呆等具有良好的作用。

▲健身操

各种形式的健身操发展很快，深受人们特别是妇女的欢迎。由于有音乐伴奏，给人以美感，而且又是集体操练，所以对许多不习惯于独自锻炼的人来说尤其有吸引力。若套路和动作编排得当，一套45分钟的健身操能够给人以全面的运动效果。跟着轻歌曼舞，每周3～4次，能够达到减肥健身。

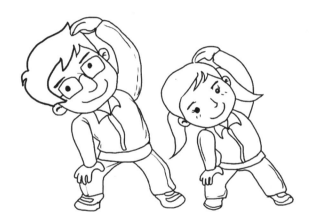

★肥胖症患者饮食应注意

◆定时定量进餐，不随时加餐

◆多吃含能量低、饱腹感强的食品

适宜进食蔬菜、粗粮等。品味清淡，多吃蔬菜，少吃荤菜。

◆注意膳食营养均衡

要限制每日所有食物的总能量，但要确保其他营养的充足供给。要主副食搭配合理。

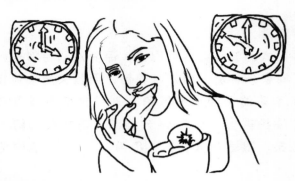

◆符合饮食习惯

减肥膳食应符合减肥者的饮食习惯，尽量不要差距太大，不要一下子改变饮食习惯。

◆改掉不良习惯

要坚决改掉嗜好甜食、爱吃零食以及睡前吃点心、饭后立即睡觉等不良习惯，晚餐应少，睡前3小时不要进食。

 饮食减肥的要诀

（1）每天三餐，每餐只吃七八成饱。

（2）不漏餐，否则在下一餐时会吃得更多，吸收得更多。

（3）不吃夜宵，晚餐也不宜太晚。

（4）两餐之间若感到饥饿的话，可以适量瓜果充饥，或者先进食些全麦高纤的小点心，再喝一杯水。

（5）尽可能不吃油炸食品，尽可能采取无油或低油烹调，如蒸、煮、凉拌、烫、炖、涮、泡。

（6）不暴饮暴食。

（7）多吃含糖分低的新鲜蔬菜、水果，避免腌渍、罐装的食品。

（8）不要喝可乐、加糖饮料和甜度高的果汁。

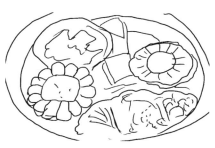

（9）每天适量喝开水，进食前最好先喝500mL的水以增强新陈代谢，避免吸收过佳。

（10）以脱脂牛奶代替全脂牛奶。

（11）煮汤应采用清汤或煮好冷却后去除上面浮油的高汤。

（12）汤面不要加太多调料，以蔬菜汤为佳。

（13）调味料应采用天然来源，如蒜头、辣椒、姜、葱、五香、八角、咖喱等。

五　更年期综合征

★ 更年期

　　更年期是人体自成熟走向衰老的过渡阶段，是人生必经的生理阶段，是不以人的意志为转移的正常的生理现象。它意味着中年即将结束，老年就要到来。"更年期"一词是自希腊文"climacteric"翻译而来的，原意为"阶段"，在英语中又有"转变期"、"关口"以及"危机"的意思，这意味着更年期是人生中的重要转折点及关键时期。

　　妇女更年期指的是绝经前、后的一段时间，也称为围绝经期，是妇女卵巢功能从逐步衰退到最后消失的一个过渡时期。更年期开始的年龄通常在 45～50 岁，但也有人更早或更晚。

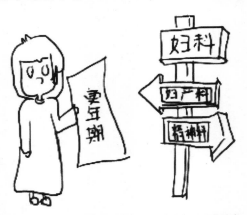

　　在男性，到了 40 岁以后睾丸重量慢慢减轻，50 岁开始缩小，产生精子的能力逐渐降低，睾酮的分泌也有所下降，

睾丸功能下降，同时肾上腺皮质分泌的男性激素也减少，这个年龄段的男子经常会出现一些轻重不同的症状，因此大多数学者认为男子也有更年期。由于男性的性腺功能衰退缓慢，男子的更年期症状出现比较晚，通常在 55 ~ 65 岁发生，比女性晚 10 年左右。但男性更年期症状往往比较轻而隐晦，大部分人不知不觉地就渡过了更年期，由于男性性功能衰退过程不像女性不排卵、绝经及生育能力丧失等有显著的标志，从何时才算进入更年期也不易确定。

★ 更年期综合征

更年期综合征是指人们（特别是妇女）在更年期出现的以自主神经功能紊乱和代谢障碍为主的一系列症候群，其临床表现非常复杂，可以用"千人千样"、"一人多样"来形容。从新的医学模式来讲，疾病大致包括生理、心理和社会因素影响三大方面。

更年期综合征是身体一时性激素代谢紊乱导致，症状的严重程度、减轻或消失常常与遗传因素、自然社会环境、性格、体质、健康状况以及文化程度相关。由于更年期综合征会出现自主神经和内分泌系统功能失调，因此可引起糖、脂肪、蛋白质代谢异常，容易发生代谢性疾病及心血管疾病，因而对更年期综合征要加以重视。

认识疾病

★ 妇女更年期的划分

更年期包括绝经前期、绝经期以及绝经后期。在更年期中有一个特殊的症状就是月经闭止，称为绝经；在绝经前后又各有一段特定的历程，称为绝经前期与绝经后期。绝经前期和绝经后期可统称为围绝经期，指妇女从有生育能力的年龄过渡到无生育能力年龄的一个生命阶段，即从绝经前5～10年开始，直至绝经后5～10年。通常而论，女性40岁左右进入绝经前期，45～55岁为绝经期，55～60岁为绝经后期，60岁以后步入老年期。更年期的范围为40～60岁，长达20余年。

当月经闭止达一年以上时，最后一次月经就是绝经期。据调查，95％的绝经是在50岁前后，农村妇女平均比城市妇女提前2年。通常来说，营养充足、卫生习惯良好者绝经年龄经常推迟。

绝经前期指卵巢功能开始衰减的时候，也就是卵泡功能衰减的时期。在此期间，部分妇女月经正常，有排卵现象；部分妇女表现为月经不规律，无排卵性月经，可能出现功能性子宫出血；也有的月经周期改变不大，只是血量减少直至月经闭止。此时期排卵未完全终止，但受孕后胎儿畸形率升高，因此需要注意避孕。

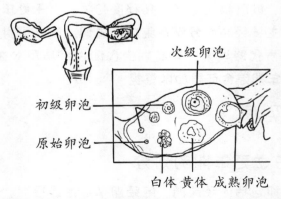

绝经后期指月经闭止后到卵巢内分泌功能完全消失的时

期，也就是进入老年期前的阶段。

★女性更年期到来的先兆

◆胸部、颈部以及脸部突然感到一阵潮热向上扩展，并伴有皮肤发红、出汗。

◆月经一贯规则的中年妇女突然出现了周期紊乱，或虽然月经周期仍较准，但原因不明地感觉经前乳房胀痛、情绪不稳、失眠多梦、头痛、腹胀、肢体水肿等。

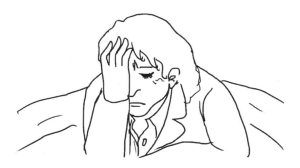

◆不明原因地出现烦躁、焦虑、多疑等情绪改变。

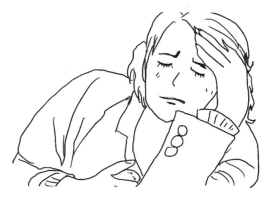

◆约 1/3 的妇女月经可突然停止 1 年以上；更常见的是月经间隔时间慢慢延长，经期缩短，经量渐少直至最终停

闭；或者月经频至，经期延长，经量增多且呈不规则子宫出血，然后慢慢过渡到绝经。

★ 女性更年期综合征的临床表现

◆ 月经紊乱

月经紊乱是更年期首先出现的临床表现，和卵巢功能衰退、性激素分泌失调相关。绝经前约 70% 妇女会出现月经紊乱，其表现一般有 3 种类型。①月经周期不规则。其周期、持续时间及月经量不一。最常见的是周期提前，月经持续时间缩短，经量慢慢减少，然后完全停止。也有不少人表现为月经周期延长，而经期与经量不变。少数人表现为月经失去周期，呈不规则阴道出血，月经量增加，甚至出现继发性贫血。这种类型出血为雌激素撤退性出血，而不是真正的月经。②长期无排卵性出血。临床表现为停经一段时间后出现子宫出血，持续 2~4 周或以上。③月经骤然停止。相当少见，只占 10%，因为卵巢功能衰退是缓慢进行的。

◆ 潮热、出汗

潮热、出汗是更年期女性最主要和典型的症状，与激素水平下降相关，是自主神经系统功能紊乱导致血管舒缩功能障碍，多在烦恼、生气、紧张、兴奋、激动时发生。患者不自觉地骤然出现强烈的阵发性发热感，自觉有一股热气自上胸部向颈部、面部上冲，扩展到头顶，可累及全身，然后自然消失。伴有局部皮肤红色斑片状块和出汗；也有少数表现为皮肤有刺激或轻度寒冷感，面色苍白，同时伴有头晕、头痛、心悸、乏力以及恶心等，额部微汗，手心湿润，有时还伴有阵发性心动过速。每次发作通常持续几秒钟到数分钟不等，有的几天发作一次，有的一天发作几次，甚至可达到每天发作 30~50 次之多，不分白天黑夜任何时候均可发生。严重者可影响患者的工作、学习、睡眠以及身心健康。据统计，发生在绝经前期者约为 20%，绝经后期者约为 80%。但这种症状属自限性，少则一年半载，多则 4~5 年就会自行减退。

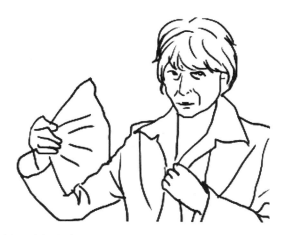

◆精神、神经症状

有两种表现，一种表现为精神抑郁、神经衰弱、失眠多梦、情绪低落、表情淡漠、注意力不集中、记忆力下降、经常丢三落四，或无端惊恐、胆小怕事、疑神疑鬼、无病呻吟等；另一种表现为精神兴奋、情绪不稳定、脾气急躁且不能控制、神经质、敏感多疑、固执、喜怒无常，甚至神志错乱，损人毁物。

◆心悸气急

表现为心前区不适，心悸气急，出现叹气样呼吸，有时也可出现心律不齐。

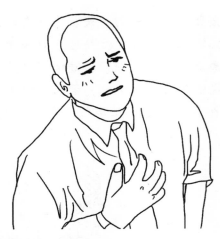

◆心血管疾病和血脂变化

由于雌激素下降，引起血脂紊乱，出现血胆固醇升高，三酰甘油升高。易发生动脉粥样硬化，冠心病发病率和病死率显著增高。

◆血压改变

通常表现为收缩压升高、舒张压不高，并且波动十分显著，多数与潮热多汗同时发生。血压升高时可出现阵发性头昏、头痛、心悸、胸闷等现象。

◆泌尿、生殖器官萎缩

更年期因为雌激素下降，内外生殖器、膀胱和尿道均会发生萎缩。外阴皮肤干皱，皮下脂肪变薄；阴道黏膜萎缩变薄，性交时疼痛，易患有老年性阴道炎；子宫、宫颈、卵巢萎缩；盆底松弛，易出现子宫脱垂；乳腺萎缩，下垂；尿道缩短，黏膜变薄，括约肌松弛，经常发生尿失禁；膀胱黏膜变薄，易发生反复发作的膀胱炎。

◆骨质疏松

降钙素可以抑制骨质吸收，更年期雌激素水平下降引起降钙素分泌不足，骨质吸收大于骨质生成，引起骨质疏松；或由于雌激素不足使骨骼对甲状旁腺素的敏感性增强，引起骨质吸收增加，而形成骨质疏松。全身乏力和酸痛，特别是颈肩、腰膝酸痛，女性比男性要多，易骨折，骨关节疾病也最为多见。

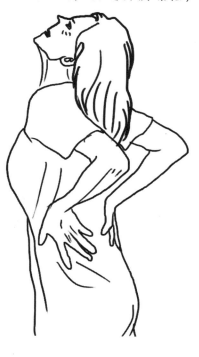

◆感觉异常

常见的感觉异常包括走路飘浮感、醉感，登高有眩晕或恐惧感；有时皮肤出现感觉异常，如蚁走感或瘙痒感，或腰部、手脚发凉；还有很多人表现为咽喉部异物感；少数人还可能有嗅觉、味觉、听觉异常。

◆心理改变

经常有孤独、空虚、寂寞感，或疑病感、濒死感；部分人出现自暴自弃、自责自罪心理；有的人疑神疑鬼，整日忐忑不安。这些心理上的紊乱有时表现得相当突出，应当与神经精神疾病相鉴别。

★男性更年期综合征的临床表现

◆神经精神方面

脑力开始衰退，认知能力减退，焦虑，忧郁，猜疑，注意力难集中，易疲劳，神经质和应激反应差，易感到恐惧，记忆力减退，常常丢三落四，学习与工作精力不如从前，甚至有力不从心的感觉。早睡早醒，睡眠时间比之前减少。还可能出现心悸、潮热、多汗、头晕、关节酸痛、面容憔悴等。

◆生理方面

体力、精力衰退，肌肉重量下降，体重增加，出现肥胖，脂肪堆积部位多在腹部、胸部、颏下以及上肢等处，受伤或生病时需要更长时间方可恢复，体力活动耐力减低。

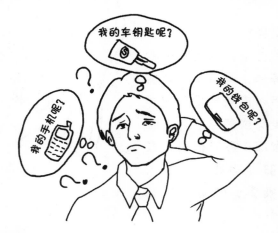

◆性方面

性欲减退，性活动减少，性能力下降，缺乏"性"的乐趣。

◆心血管方面

易出汗，偶尔会面红耳赤、失眠、心动过速。更年期引起的神经性高血压，其特点为收缩压高，容易激动，并由此可引起阵发性头疼。血管硬化，易发生冠心病。

◆味觉减退

对食物的口味改变，喜欢吃甜、酸、辣、咸等重口味的食物。

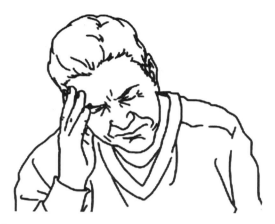

◆五官方面

　　眼睛易疲劳，看书时间稍长就会感头痛、头昏。有近视眼的人，摘下眼镜反而看得清楚，或出现"老花眼"，听力显著减弱，可能出现重听；牙齿松动，咬不动较硬的食物；饮酒者酒量大不如前。

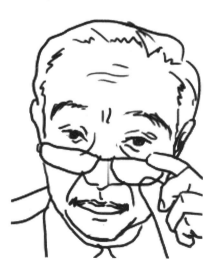

◆其他

如头发开始发白，脱落，变稀少；皮肤开始起皱，脸上皱纹增多；关节疼痛，高发于肩、颈、腰骶、骶髋等关节。

预防治疗

★ 更年期综合征的预防

◆了解卫生知识

学习和了解更年期生理卫生知识，消除思想顾虑，消除对更年期的恐惧，意识到这是一个必然过程，放下包袱，振奋精神。

◆合理饮食与营养

饮食宜清淡，应多吃高蛋白、高纤维素、高维生素、低热量、低脂肪、低糖以及低盐的饮食，定时定量饮食，不暴饮暴食。应粗细搭配，不偏食、挑食。最好多吃蔬菜、水果以及木耳、牛奶等，避免食用肥甘厚味、辛辣干燥食物，禁烟戒酒，保持充分合理的营养，使全身各个系统保持良好的生理状态。

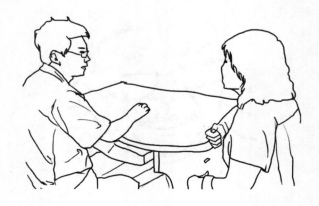

◆保持适量的体力与脑力活动

积极参加文体活动，以保持机体的活动和反应能力；积极用脑动脑，预防大脑的衰老及退化。积极参与社会活动，多与外界接触，保持与人沟通的正常活动，以减少不必要的精神负担。关心他人，不将思想局限在个人范围，保持积极乐观的心态，最大限度地解除忧郁、消沉、厌烦、焦虑等不良情绪。

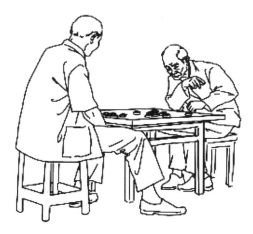

◆养成规律的生活习惯

注意劳逸结合，保持规律的生活，维持稳定的情绪，避免烦躁与激动，防止各种不良刺激。保持良好的睡眠，若睡眠不深，应设法安排一个舒适而安静的睡眠环境，必要时可以适量服用镇定或催眠药物。

◆激素替代治疗

在排除了使用激素的禁忌证后，应在医生的指导下及早适量地进行激素替代治疗，以有效地改善更年期综合征的各种症状，如骨质疏松、心血管症状及泌尿生殖系统症状等，进而提高生活质量。

★更年期综合征的治疗

◆非药物治疗

（1）了解更年期的基本保健知识，消除不必要的思想顾虑及恐惧，正确对待更年期出现的一些变化。

（2）注意营养平衡，多吃高蛋白、高维生素、高纤维素、低盐、低糖和低脂饮食。

（3）积极参加体育锻炼，增强体质。

（4）合理安排日常生活，有规律性。

◆药物治疗

若更年期症状较重且不能自行缓解，应适当采用一些药物治疗。①对症治疗，失眠者，用甲丙氨酯100～400mg，2～3次／天，口服，或艾司唑仑1～2mg，1次／天。抑郁者，用多塞平25～50mg，3次／天，口服。②自主神经调节剂。可口服谷维素10～20mg，3次／天；还可以服用维生素B_6、复合维生素B、维生素E及维生素A等。

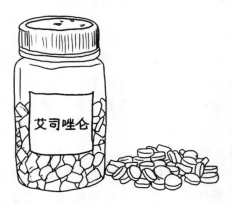

◆激素替代治疗

只适用于下列患者：人工绝经和早发更年期妇女有显著

症状者；与激素直接关系的尿道或阴道炎经通常治疗效果不佳者；更年期症状严重、顽固或绝经后快速衰老，有脂肪代谢障碍和骨质疏松者。

在医生的指导下，在排除使用激素的禁忌证后，可以应用激素替代治疗。激素替代治疗分雌激素、孕激素及雄激素等 3 类，对于不同的患者有不同的使用剂量和用药方案。

★更年期综合征的按摩疗法

◆推摩擦法

用两手食指或中指同时推摩擦印堂 1 ~ 2 分钟；再用两手指在前额分两侧推擦前额（阳白穴）1 ~ 2 分钟；在太阳穴位置可按顺逆时针方向各按摩 30 ~ 60 秒；两手中指经头侧到风池穴推摩 1 ~ 2 分钟；最后上移至百会穴两指可交替按揉摩 1 ~ 2 分钟。

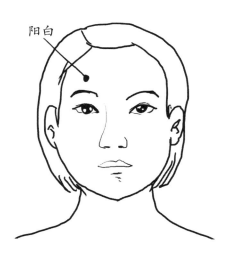

阳白

◆揉摩法

两手握拳以第 5 掌指关节头击捶或揉摩足三里 1 ~ 2 分

钟；然后用两拇指指腹按揉三阴交1~2分钟；用两中指指腹推摩丰隆1~2分钟。

◆围摩法

仰卧位，双膝屈曲。两手掌相叠，以肚脐为中心，在中、下腹部，沿顺时针方向按摩约5分钟，以腹内有热感为宜，用力先轻后重，然后扩大范围，按揉全腹部约2分钟；或每天用手掌自我按摩胃脘部和神阙穴各200次。

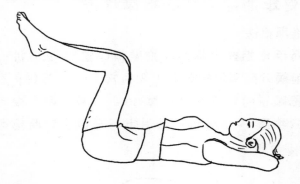

◆指压法

用一手拇指指端按压另一手合谷、神门穴各1~2分钟。

◆推摩法

用一手拇指指端或中指指端推摩揉太冲、然谷、太溪各1~2分钟。两手同时按摩或用一手按摩对侧穴位。

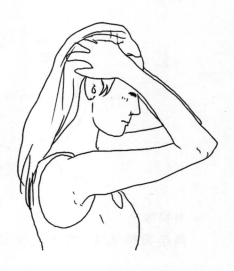

◆洗头揉法

两手指微屈，彼此张

开，插到头皮上，轻轻来回交叉揉动，如同洗发，约2分钟。每日早、晚各按操1次。有烦躁、焦虑、头痛、头晕等症状时，应延长按摩的时间。

◆ 捏背法

患者俯卧位，家属两手自然屈曲握成空拳，拇指伸张在拳眼上面，食指与中指横抵在尾骨上，两手交替沿脊柱向上推进，同时两手的大拇指将皮肤略微捏起，随捏随推，推至第7颈椎为止，如此反复3~5遍。在推捏过程中，每推捏3次，就需要向上提捏1次，以背脊皮肤出现微红为宜，每天揉捏1~2次。若患者有胸闷、心悸、腹胀等症状时，可用重手法揉捏，并延长按摩时间。

◆ 擦法

患者俯卧位，家属两手全掌交替着力。一手扶其腰部，另一手紧贴腰骶部皮肤，略微用力下压，沿上下或左右方向，直线往返轻快急速摩擦，使之产生温热感为宜。

日常保养

★ 适宜更年期综合征患者的运动

根据自身体质及爱好，可选择下述运动项目：步行、慢跑、跳绳、广播操、太极拳、健身舞、健美操、扇子舞、舞剑等。每天坚持，最好保持中等运动量。冬天可选择运动量大一点的项目，夏天选择运动量小一些的项目。

合适的运动量可参考下列指标：①运动时心跳次数（心率）达到或略微超过120次／分，且在运动后5~10分钟恢复到基础水平；②运动后第二天起床前心率应比运动前有所减少，如果不减少，说明运动量偏小，可适当增加运动量；

如果不但不少，反而增加并超过5次／分以上时，说明运动量过大，应适当减少运动量。

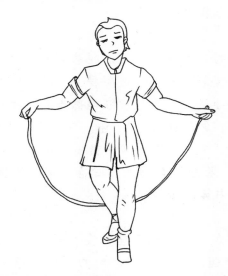

在锻炼时如出现潮热汗出，应暂停止运动，适当休息，慢慢减少运动量。

锻炼要循序渐进，不能三天打鱼两天晒网，或高兴时拼命练，不高兴时几天都不动。应该循序渐进，持之以恒，坚持锻炼，才能增强体质，潮热汗出现象就会好转。

★更年期综合征患者的饮食应注意

◆饮食有节制

饮食要有节制，定时定量进食，不要过饱，不要暴饮暴食。

◆饮食结构科学合理

粗细搭配，荤素混食，不应偏食。少吃高糖、高脂肪食物。

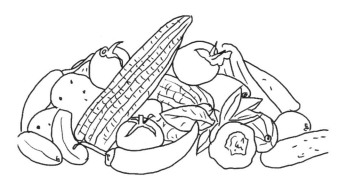

◆进食富含蛋白质的食物

适当进食富含蛋白质的食物，包括鱼类、鸡肉等易于消化吸收的食物，乳类食品富含蛋白质及钙，蛋类食品富含蛋白质以及各种维生素；豆类及其制品蛋白质含量高、脂肪含量低，还包含丰富的微量元素，尤其是黄豆富含雌激素，是更年期的理想食品。

◆进食富含维生素的食物

包括新鲜水果及蔬菜，如苹果、梨、香蕉、山楂、鲜枣及油菜、西红柿、胡萝卜等，这些食物对于贫血有较好的治疗作用。

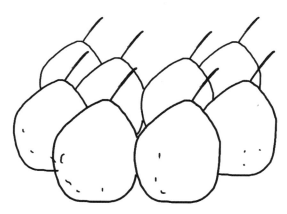

◆进食富含铁、钙和纤维素的食物

应多吃富含铁、钙和纤维素的食物，以促进机体造血，预防或改善骨质疏松。纤维素能刺激胃肠道蠕动，有通便作用，可预防便秘，防止毒素由肠道进入血液，降低胃肠道对胆固醇的吸收。

◆用植物油

烹调要用植物油，植物油中以葵花籽油、玉米油、花生油、豆油、香油等比较好。少吃或不吃煎、炸、油腻食物，尽量不食用高胆固醇食物。

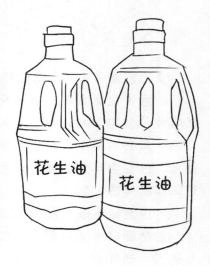

◆低盐饮食

食盐的摄取每天以不大于10g 为宜，否则易引起水肿、高血压、心血管疾病。应禁食多盐食物，如咸菜、咸肉、火腿、香肠、豆酱等。

◆多饮水

多饮水，少量饮茶，茶能利尿、降血脂，抑制肠道细菌以及保持毛细血管的抵抗能力，但不宜过浓、过量，否则易引起失眠及刺激胃黏膜。

◆忌食辛辣和过于刺激的食物

包括浓咖啡、浓茶、巧克力，及姜、葱、蒜、辣椒、胡椒、花椒等。不吸烟、不酗酒。

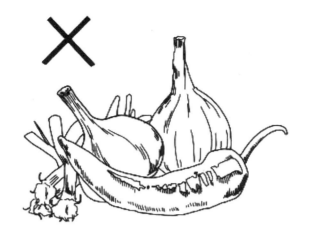

★ 更年期综合征患者的心理应注意

◆ 克制情绪激动

在处理具体工作时，充分考虑各种情况，做好心理上、思想上的多种应对准备，提高心理修养，遇事不慌张，不动怒。若确实有令人怒火中烧、大发雷霆的事，这时候也不要轻易发泄愤怒，尽可能推迟动怒时间，努力使自己冷静下来，以好的道德修养和意志修养去控制自己的愤怒情绪。

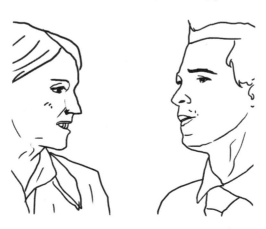

◆学会分散注意力

由于问题棘手，在一时有冲突意见时可以暂时先放一放，并善于引导对方，不将问题焦点太过集中，采取缓和的处理方法。

◆树立自信自强的信念

在遇到复杂问题时，不气馁，冷静对待，关键时刻应牢固树立自信心，注意方式、方法，妥善解决问题。对未来要抱有明确的目标及信心。

◆自我控制

退一步海阔天空，让三分心平气和。可以通过深呼吸、意守丹田、放松全身和其他体育锻炼让情绪稳定。转移注意力也非常有助于改善情绪，把注意力转移到其他事情上去，可防止负面的思维继续恶化。

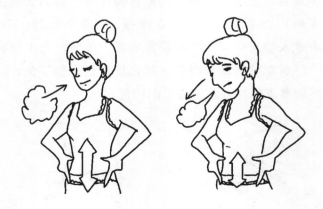

★ 更年期综合征患者的日常生活应注意

◆工作生活，规律有序

更年期妇女需根据自己的体力、能力，合理而有规律地安排工作和生活，注意生活有节、起居有常，要有意志和毅力维持生活规律化，培养良好的生活习惯。通常应做到早睡早起、定时起居，按时工作、按时进餐，按时锻炼身体。要有足够的睡眠时间，每晚确保 7～8 小时睡眠，有条件者可在午餐后再睡 0.5～1 小时。晚间不应看惊险悲惨的电视或电影；按时上班工作或学习，不能拖拉疲沓；按时定量用餐，避免过饥过饱，强调合理的饮食搭配，不暴饮暴食，不偏食。有计划地选择体育锻炼或体力劳动，根据个人爱好，可适当参加一些松弛精神及体力的活动；养成按时大便的习惯，以防止便秘。

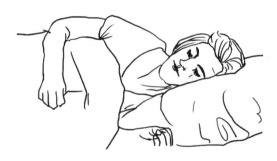

◆休息劳作，讲究适度

要掌握好适度的工作量，避免过度疲劳。在安排工作上要适时限制时间，不宜连续工作，不应过度紧张，劳动强度不能过大。应采用脑力劳动和体力劳动相交替的工作、休息方式。通常认为，进入更年期以后，每天工作或学习以 6～8 小时为宜，每 1～2 小时休息 10～15 分钟。

◆生活环境，清新整洁

人的一生有 1/2～2/3 的时间是在家中度过的。更年期对外界环境的适应有不同程度的下降，喜欢安静怕吵闹，喜欢舒适整洁，讨厌杂乱无章。所以应尽可能使住房通风好、采光好、环境和温度适宜，房内陈设应简单、整洁、舒适、大方。如果有条件，可以在室内外养些花草，使生活环境舒适随意。

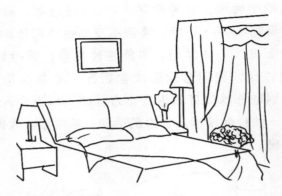

◆注意清洁卫生

更年期的免疫功能降低，机体的抵抗能力也随之下降，所以应注意个人卫生，勤洗澡，每天清洗外阴和内裤。

◆定期健康检查

因为更年期机体免疫功能下降，内分泌改变，器官衰竭，各种疾病的发生率相对增加，特别是心血管疾病、糖尿病、恶性肿瘤等，所以应定期健康检查，以及早发现疾病，及时诊治。应每半年到1年到医院进行一次全面体检。

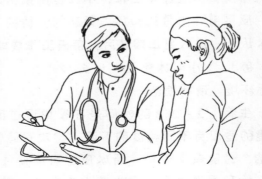

六 甲状腺炎

甲状腺炎是以炎症为主要表现的甲状腺疾病，包括感染性与非感染性。甲状腺炎的临床分类多样，按发病快慢分为急性化脓性甲状腺炎、亚急性甲状腺炎以及慢性甲状腺炎。亚急性甲状腺炎又进一步分为亚急性肉芽肿性甲状腺炎（即亚甲炎）与亚急性淋巴细胞性甲状腺炎（无痛性甲状腺炎），后者进一步分为散发性甲状腺炎与产后甲状腺炎。慢性甲状腺炎包括慢性淋巴细胞性甲状腺炎（桥本甲状腺炎简称桥本病）与慢性纤维性甲状腺炎。按照病原学分类，可分为细菌性、病毒性、自身免疫性、寄

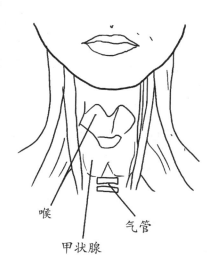

喉　气管　甲状腺

生虫、结核性、梅毒以及艾滋病感染等。临床上最常见的甲状腺炎是慢性淋巴细胞性甲状腺炎与亚急性肉芽肿性甲状腺炎，无痛性甲状腺炎临床上也常常会看到，从病原学角度看最常见的是自身免疫性甲状腺炎。

认识疾病

★甲状腺炎的病因

◆桥本甲状腺炎的病因

桥本甲状腺炎是甲状腺炎最常见类型，近年出现增加趋势，90% 以上为女性，男性发病年龄晚于女性。女性 30 ~ 50 岁多发，其他年龄阶段也有发病。发病一般有甲状腺疾病家族史，有时合并其他自身免疫性疾病。

桥本甲状腺炎的病因通常认为是遗传因素和多种内外环境因素相互作用的结果。常常发现同一家族有几代人发生本病。HLA 基因部分决定遗传易感性，但这种作用并不是很强烈，而且不同人群之间存在一定差异。桥本甲状腺炎的发病机制是免疫调节缺陷，可能是器官特异的 T 淋巴细胞数量与质量异常。细胞免疫和体液免疫都参与损伤甲状腺，在甲状腺组织中有大量淋巴及浆细胞浸润，血清和甲状腺组织中可见多种甲状腺自身抗体，如 TGA，TMA 和 TRAb。本病常常同时伴有其他自身免疫性疾病包括恶性贫血、干燥综合征等。

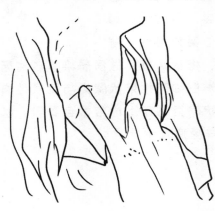

◆亚急性肉芽肿性甲状腺炎的病因

病因不明，通常认为起因为病毒感染，发病前1~3周常有上呼吸道感染。发病时患者血清中某些病毒的抗体滴度升高，包括腮腺炎病毒、柯萨奇病毒、流感病毒、埃可病毒、腺病毒等。

◆亚急性淋巴细胞性甲状腺炎的病因

病因不明，近年来研究表明与自身免疫相关。本病常合并其他自身免疫疾病，包括干燥综合征，SLE，Addison病等。

★甲状腺炎的临床表现

◆桥本甲状腺炎的临床表现

本病发病隐袭，常不被察觉。有时查体时偶然发现，或出现甲减症状体征就医发现。典型的临床表现为：中老年女性，缓慢发病，病程长，甲状腺呈现弥漫性肿大，质地硬韧，无痛或轻压痛，表面光滑，可有结节，局部压迫和全身症状不显著，偶有咽部不适，甲状腺功能正常或异常。从发病到出现甲状腺功能异常常常要经历漫长的时间，可以出现甲状腺功能减退，也可以发生功能亢进，有时还可以出现与亚急性甲状腺炎症相似的表现，但最终发展为甲状腺功能减退。

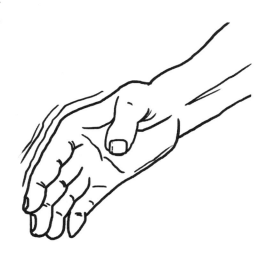

桥本病除了上述典型的临床表现外，还有一些特殊表现。桥

本病发生甲状腺毒症有两种情况：桥本甲亢与桥本假性甲亢（一过性甲亢）。桥本甲亢是指桥本合并甲亢，或桥本合并毒性弥漫性甲状腺肿。其临床特点包括怕热、多汗、手抖、体重下降等甲亢高代谢症状，甲状腺肿大、质韧，可出现血管杂音，可有浸润性突眼及胫前黏液水肿，甲状腺抗体 TMA、TGA 阳性，TRAb 阳性，甲状腺摄碘率高。

◆亚急性肉芽肿性甲状腺炎的临床表现

多见于中年 20～50 岁女性，女性为男性的 3～6 倍，起病有季节性和地区性。发病前 1～3 周有上呼吸道感染前驱症状。典型的临床表现分为甲亢期、过渡期、甲减期及恢复期。甲亢期在发病的第 2～6 周，是发病的早期，明显的特点是甲状腺部位缓慢或骤然疼痛，转头吞咽加重，可有颈后、耳后、甚至同侧手臂的放射痛，甲状腺出现显著肿大，质硬、压痛，开始时只是一侧或一侧的某部分，不久就会波及两侧，可有结节。伴有发热、不适、乏力等全身症状，有时体温高达 39 度以上。可出现一过性怕热、心悸、多汗、易激惹等甲亢症状，通常 50% 高峰出现在 1 周内，持续时间 < 2～4 周。检查可有白细胞轻中度增高，ESR 显著增高，通常在 40mm/h 以上，甲功五项 T_3、T_4 增高，TSH 降低，甲状腺摄碘率降低，出现分离现象。超声表明甲状腺增大，内部低回声区域，局部压痛，边界模糊，低回声内血流稀少，周边血供丰富。同位素扫描显示图像残缺或显影不均，有时一叶残缺。甲状腺穿刺活检可见特征性多核巨细胞或肉芽肿样改变。在过渡期和甲减期（中期）上述异常慢慢减弱，自限性，大多持续数周至数月可缓解，部分不出现甲减，直接进入恢复期。恢复期（晚期）时患者临床症状改善，甲状腺肿和结节消失，不遗留后遗症。极少数成为永久

甲减。整个病程通常持续 2~4 月，有的持续半年以上，年复发率 2%。个别患者一侧出现病变接近恢复时期，另外一侧又出现病变，导致临床表现和病变起伏，病程延长。

◆亚急性淋巴细胞性甲状腺炎的临床表现

本病近年起病有增加趋势，2/3 为 30~40 岁的女性。主要表现包括轻中度甲亢，可有心悸、怕热、多汗、乏力，体重减轻等。甲状腺轻度肿大或正常大小，甲状腺滤泡破坏，T_3、T_4 升高。血沉正常或轻度升高。超声表明弥漫性或局灶性低回声。甲状腺摄碘率下降。甲状腺穿刺活检表明弥漫性或局灶性淋巴细胞浸润对本病有诊断价值。甲亢持续时间不大于 3 月，之后常继发甲减，少数变为永久性甲减。

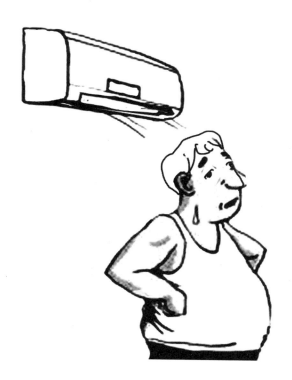

预防治疗

★ 甲状腺炎的预防

◆ 未病先预防

情志因素在甲亢的发病中具有重要作用。预防甲亢需在日常生活中首先应保持精神愉快、心情愉悦。其次合理饮食，避免刺激性食物；同时起居规律，不要太劳累；扶助脾胃，增强体质，提高自身的免疫力和抗病能力。

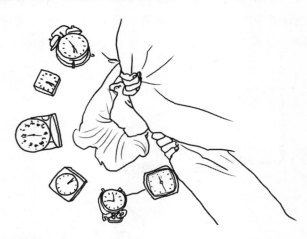

◆ 既病防传变

防病于未然，是最理想的预防。但如果甲亢已发生，则应早期确诊，早期治疗，以避免本病的传变，即防止病情发展加重以及并发症的发生。根据甲亢并发症发生的规律，采取预防性措施，防止并发症的出现，控制疾病的转变。

◆ 愈后防复发

俗语说："病来如山倒，病去如抽丝。"形象比喻病后机体尚有一个需要恢复的状态。津液耗伤有一个恢复的过程，这时若不慎重，原有的病情有可能迁延和复发。所以初愈阶段，药物、饮食、精神、药膳等要综合调理，并要定期检查，认真调整，是病后防止复发的重要措施。

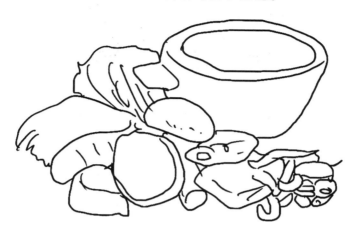

★ 甲状腺炎的治疗

◆ 桥本甲状腺炎的治疗

目前对消除该病的治疗尚没有可靠方法，针对甲状腺大小和甲状腺功能异常可采取对症处理。如甲状腺功能正常，甲状腺小、无显著压迫症状可随诊观察，如果肿大的甲状腺压迫邻近器官或影响外观，有人建议服甲状腺激素可使甲状腺缩小，而且多数病例最终甲减。桥本病出现甲状腺功能减低者以甲状腺激素替代，$L-T_4$ 优于甲状腺片，小量开始，慢慢加量，直到腺体缩小，敏感 TSH 降到正常。当桥本病出现甲状腺功能亢进时，如果是一过性可使用 β 受体阻滞剂，即使使用抗甲状腺药物也应选择小剂量、短时应用；如果是桥本甲亢应按毒性弥漫性甲状腺肿治疗，不需手术及 [131]I 放疗，除非抑制治疗后甲状腺肿大压迫或怀疑恶变才进行手术。

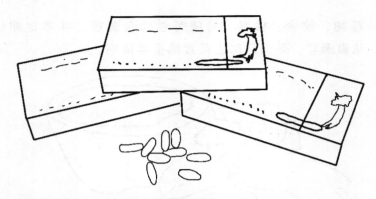

◆亚急性肉芽肿性甲状腺炎的治疗

治疗主要从两方面着手：对症处理和针对甲功异常处理。症状较轻的患者不需要特殊处理，只使用非甾体抗炎药就可缓解，通常服药 2 周左右。对于全身症状较重、持续高热、疼痛显著的患者可酌情使用糖皮质激素，首选强的松 20～40mg/d，24 小时症状可减轻，1～2 周后开始减量，据 ESR 指导用药，过快减药容易加重病情。

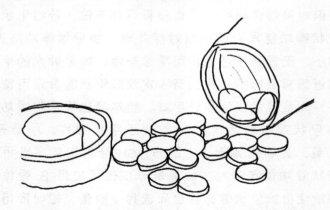

对于甲状腺功能亢进不需要抗甲状腺药物及碘放疗，常用 β 阻滞剂心得安对症处理；出现甲状腺功能减退时，一过性时可以不用甲状腺激素替代，若有临床甲减症状可临时

替代，但当变为永久性甲减时需甲状腺激素终身替代。

◆亚急性淋巴细胞性甲状腺炎的治疗

本病治疗为对症处理。甲亢症状不显著无需特殊处理，症状明显者可口服β受体阻滞剂，不需要使用抗甲状腺药物，禁止手术和同位素治疗。甲减期为一过性轻型无需处理，持续性或加剧者可采用甲状腺激素替代。

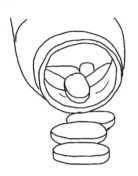

日常保养

★甲状腺炎患者日常生活中应注意

◆学习放松心情，不要给自己太大的压力和负担。

◆少饮刺激性饮品，特别是咖啡、酒和浓茶，以免心悸、手抖等症状加重。

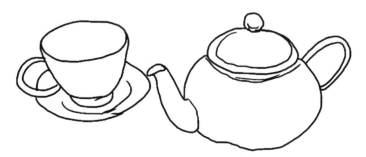

◆减少含碘食物的摄取，如海带、海苔、紫菜等，避免使用含碘盐或改用无碘盐。

◆保持充足的睡眠以及保持心情舒畅。

◆不要吸烟，不要吃辛辣食品，特别是辣椒、葱、姜、蒜等。

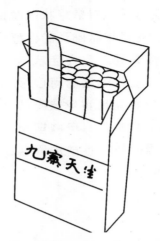

◆平时注意休息，不要活动过量，积极配合医生治疗.

★甲状腺炎患者饮食应注意

◆少食多餐，不能暴饮暴食。忌辛辣。

◆补充充足的水分，每天饮水 2500mL 左右，忌咖啡、浓茶等兴奋性饮料。

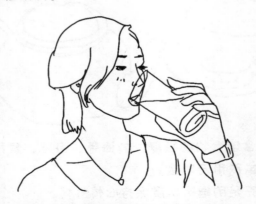

◆适当控制高纤维素食物，特别是腹泻时。

◆注意营养成分的合理搭配。

◆禁食海带、海鱼、海蜇等含碘高的食物。由于碘在空气中或受热后极易挥发，故只需将碘盐放在空气中或稍加热即可使用。

◆进食含钾、钙丰富的食物。

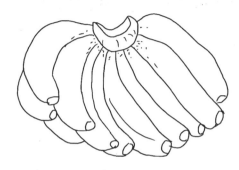

◆病情减轻后适当控制饮食。

◆供给丰富维生素：有贫血者应补充富含铁质的饮食、补充维生素 B_{12}。

◆避免食用卷心菜、白菜、油菜、木薯、核桃等，容易引起甲状腺肿大。

七 甲状腺功能亢进症

甲状腺功能亢进症（GD），简称"甲亢"，是一种非常常见的内分泌系统的疾病。甲状腺位于颈部（脖子）的前边的下方，形状类似于蝴蝶，能够产生和释放甲状腺激素到人体的血液中。甲状腺激素虽然含量较少，但是对人体正常的生理代谢、维持各个系统、器官和组织的正常功能有无法替代的作用。

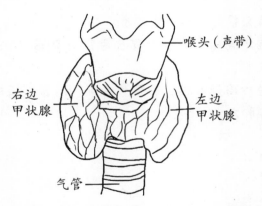

甲状腺激素的水平一般情况下受机体精细调节，可以维持在一个非常狭窄的正常范围内，但由于某些原因干扰了这些正常的调节机制，甲状腺就产生了过多的甲状腺激素，血液中的甲状腺激素超过正常范围，可以引起身体很多生理功能发生紊乱，引起一系列特殊的临床表现，医学上称为甲状腺功能亢进症，简称甲亢。

认识疾病

★甲状腺功能亢进症的病因

◆遗传因素

（1）与人类白细胞抗原（HLA）的某些易感基因相关，但有地区和种族差异，如高加索白人中 HLA-A1、B8、DR3，日本人 HLA-B35 以及国外华人 HLA-BW46 阳性者本病发生率较高。在免疫应答中 GD 的发生与 GM 基因相关。

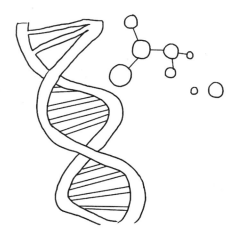

（2）GD 患者本人或其直系亲属中易患自身免疫性甲状腺疾病或其他自身免疫性疾病。

（3）单卵双生者本病的共显率高达 30%～60%，而异卵双生者只 3%～9%。

◆自身免疫反应

（1）体液免疫　GD 患者血清中可检出 TSH 受体抗体，包括：

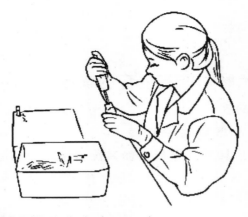

①甲状腺刺激性抗体（TSAb）。

②甲状腺刺激阻断型抗体，又称 TSH 结合抑制免疫球蛋白（TBII）。

（2）细胞免疫　GD 存在 T 细胞亚群紊乱。

①外周血液中淋巴细胞绝对值和百分比增高。

②淋巴组织（如淋巴结、胸腺和脾脏）：有淋巴组织增生。

③肿大的甲状腺和眼球后组织存在大量淋巴细胞和浆细胞浸润，甲状腺局部有合成分泌促甲状腺受体抗体（TRAb）的淋巴细胞浸润和大量积聚，同时也发现 GD 患者甲状腺静脉血中 TRAb 活性比外周静脉血高。

◆环境因素

环境因素（应激、感染、创伤等）作为一种诱因作用于免疫系统，可引起抑制性 T 淋巴细胞（Ts 细胞）的功能及数量减低，加重特异性 Ts 细胞的损害，从而降低了对甲状腺辅助性 T 淋巴细胞（Th 细胞）的抑制。

特异 B 淋巴细胞在特异 Th 细胞的辅助下，形成一组异质性免疫球蛋白，大量自身抗体 TSAb 和 TBII 的作用引起甲状腺激素生产过多和甲状腺抗原表达增强而发生 GD。

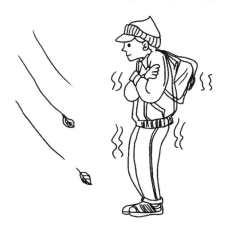

★ 甲状腺功能亢进症的先兆

◆食量增加、容易饿，但是吃得多却不胖，体重反而减轻，大便次数增加。

◆常常乏力，懒于活动。

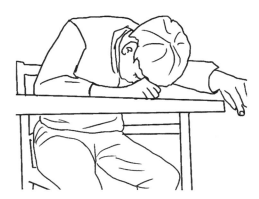

◆容易怕热，即使在冷天也比正常人衣服穿得少，出汗多。

◆心悸、心跳加速，休息的时候心率也能在每分钟100

次以上，有的患者还可以出现心律失常，如心房颤动。

◆脾气急躁，容易激动、多语、好动，睡眠减少，手抖。

◆脖子变粗、肿大。

◆眼睛变鼓或突出。

◆女性出现月经紊乱。

◆有的男性患者可以出现发作性四肢无力，发作时血钾降低，称为发作性软瘫。

 脖子粗就是甲亢吗?

　　通常人们所说的脖子是指颈部，甲状腺位于颈部的前下方，所以甲状腺增大时，脖子的前下方会变粗，能够被看到，因此甲状腺增大（医学上称为甲状腺肿）民间又称为大脖子。当然，有时颈部的其他器官肿大也可以导致脖子变粗，甲状腺肿是其中最常见的原因，能够通过触诊，必要时可以做 B 超等的检查来确定是否是甲状腺肿导致的脖子变粗。

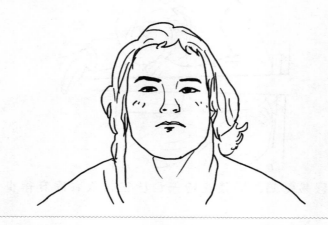

即使"大脖子"确实是由甲状腺肿大导致的，也并不必然有甲状腺功能亢进。如，在缺碘地区或者女孩子在青春发育期，可以见到甲状腺肿大，但是他们的甲状腺功能是正常的，医学上分别称为缺碘性甲状腺肿和单纯性甲状腺肿，不是甲亢。有些甲状腺肿大的患者，不但没有甲亢，反而表现出甲状腺功能减退。因此，只有当甲状腺肿大同时有甲状腺功能增高时才是甲亢。

★ 儿童甲状腺功能亢进症的特点

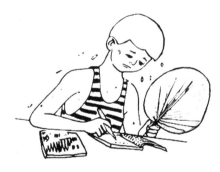

小孩甲亢的主要特点是患者的主观症状不显著，绝大多数被诊断为甲亢的小孩发现甲亢并不是因为孩子自己有什么不舒服告诉家长，而多半是周围的人或体检时发现存在甲亢的提示症状和体征时才发现。比如有的小孩心跳非常快，每分钟达到140次以上，但是却没有感觉心里不舒服，直到体检时发现心率过快才进行甲亢的检查从而确诊。另外，小儿患甲亢时食量可以显著增加，超过了甲亢的消耗，体重不但不减轻，还可以增加，而食量的增加也被家长误认为是生长发育的正常需要，因此很长时间没有得到有效诊治。故而对于小孩的甲亢，更要注意客观的体征，如心率快、出汗多、脖子粗、手抖等。

★ 老年人甲状腺功能亢进症的特点

老年人，特别是 60～70 岁以上的老年患者，甲亢的症状和成年人相比，往往不典型，食欲亢进、进食增加的表现不显著，有些人甚至出现食欲下降；精神亢奋的症状也不显著，有些老年人甚至出现精神萎靡，称为淡漠型甲亢。许多人是因为心脏病或拉肚子去医院看病，也有人是因为体重下降显著、消瘦就诊时被发现。

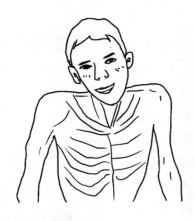

★ 毒性弥漫性甲状腺肿

毒性弥漫性甲状腺肿也称为 Graves 病，即格雷夫斯病，比较高发，占全部甲亢病的 60%～90%。这里的毒性并不是有毒的意思，而是指甲状腺功能增高，即甲状腺功能亢进。

本病的确切病因还不清楚，目前认为它是通过遗传、外界环境和机体自身免疫功能的变化综合引起。

在遗传背景的基础上，因为外界环境的影响，一部分人出现了免疫功能的紊乱，刺激甲状腺产生了大量的甲状腺激素，从而引起甲亢。

预防治疗

★甲状腺功能亢进症的预防

◆按时用药

遵从医嘱，按时、按量服药，不可随意停药或更改药物剂量，需要减量或增加药量及其他药物时应取得医生的同意，以免引起意外发生。

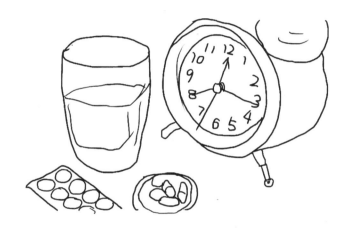

◆调畅情志

精神刺激是本病发生的常见诱因，常常因为忧虑、情绪不安、精神紧张而症状加重。因此，甲亢患者要调畅情志，修身养性，遇事不焦躁，静心休养，常听优雅动听的音乐，养成种花、养鱼、养鸟等习惯，以怡情养性，安静神志，慢慢消除精神症状。家人及同事也要同情安慰、理解关心，不可直接冲突。

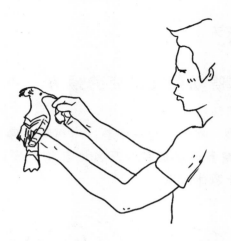

★甲状腺功能亢进症的治疗

◆抗甲状腺药物

主要包括甲硫氧咪唑（MMI）和丙硫氧嘧啶（PTU）。因为 PTU 有潜在的严重肝脏毒性，大部分甲亢患者的药物治疗首选 MMI，除非是在妊娠的最初 3 个月。

（1）适应证　病情轻，甲状腺肿较轻者。年龄在 20 岁以下、孕妇、年迈体弱者，或合并严重心、肝、肾等病者不宜手术者。

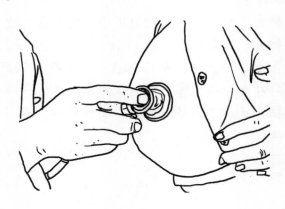

（2）剂量与疗程

初治期：MMI 30～45mg/d 或 PTU 300～450mg/d，分3次口服，直至甲亢症状基本消失，FT_3（或 TT_3）、FT_4（或 TT_4）恢复正常即可进入减量期。

减量期：每3～4周减量1次，每次减量 MMI 5～10mg/d，PTU 50～100mg/d。等到症状消失、体征显著好转后减至最小维持量，如 MMI 5～10mg/d、PTU 50～100mg/d 进入维持期。

维持期：上述最小维持量维持1～1.5年，停药前维持量还可减半。

◆放射性碘治疗

（1）适应证：

成人 Graves 甲亢伴甲状腺肿大 Ⅱ度以上。

ATD 治疗失败或过敏。

甲亢手术后复发。

甲状腺毒症心脏病或甲亢伴其他病因的心脏病。

甲亢合并白细胞和（或）血小板减少或全血细胞减少。

老年甲亢。

甲亢合并糖尿病。

毒性多结节性甲状腺肿。

自主功能性甲状腺结节合并甲亢。

（2）禁忌证

妊娠和哺乳期妇女。

◆手术治疗

（1）适应证：

中、重度甲亢，长期治疗无效，或停药后易复发，或对抗甲状腺药物有严重不良反应不能使用者。

甲状腺显著肿大，尤伴有压迫症状者。

结节性甲状腺肿伴功能亢进者。

胸骨后甲状腺肿伴甲亢者。

不愿长期服药而盼迅速控制病情者。

疑与甲状腺癌并存者。

儿童甲亢药物控制不佳者。

妊娠期甲亢药物控制不佳者，可在妊娠中期手术治疗。

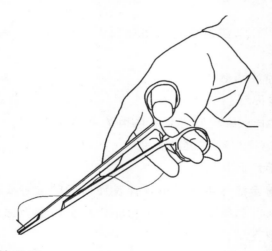

（2）禁忌证

伴严重浸润性突眼者。有较重心、肝、肾等疾病不宜手术者。伴早、晚期妊娠者。

◆ 其他抗甲状腺药物

（1）碘剂

碘剂不宜长期用于甲亢的治疗，只用于：①甲亢手术前准备。②甲亢危象的抢救。

（2）过氯酸钾和碳酸锂

可阻止甲状腺摄取碘，减少甲状腺激素的合成和释放，但疗效差，不良反应大，偶尔可短期用于对硫脲类或咪唑类药物出现严重不良反应的甲亢患者。

 甲亢危象

　　甲亢在病情没有完全控制时，有些应激的激发因素，可以使甲亢病情骤然加重，甚至出现严重的危及患者生命的现象，医学上称为甲状腺功能亢进症危象，或简称为甲亢危象。这是一种极其罕见的并发症，但是如果治疗不及时，病死率是非常高的。

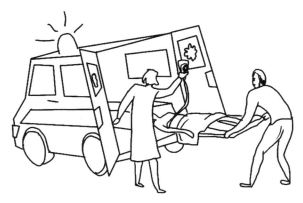

　　甲亢危象的主要表现是高热、心跳显著加快、神志不清，还可以出现循环、消化系统等严重的功能紊乱的表现。

　　甲亢危象的治疗原则，首先是立即降低血中甲状腺激素的水平（通过阻断甲状腺激素的合成与释放），降低周围组织对甲状腺激素的反应，并且按照患者的临床情况进行对症支持治疗，如吸氧、降低体温、镇静、补充营养、补液、纠正电解质紊乱以及去除诱发因素，如抗感染等。

本病病情危急，一旦有所怀疑，不可耽搁，应该及早去医院就诊，进行紧急处理。

日常保养

★甲状腺功能亢进症患者日常生活中应注意

◆起居有常，劳逸结合

患者虽多食多饮，但消化吸收运化较差，身体较为虚弱。通常说，病情较轻者不宜常常熬夜、饮食无度以及进行长跑、游泳、爬山等剧烈活动；重病者，则应静养，甚至卧床休息。此外，由于甲状腺功能亢进症患者经常伴有突眼，使眼外肌麻痹，容易视力疲劳，眼球膨胀。部分患者在看书报，特别是看电视时，就感觉眼球胀痛，所以本病患者要少看书报，少看电视，减少眼的刺激和视力疲劳。

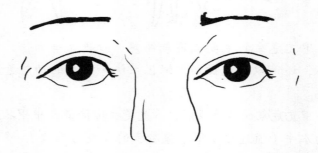

◆杜绝不良精神刺激

临床上，常有甲状腺功能亢进症患者病情加剧。追溯缘由，患者加重病情前常有不良刺激。如因为一点小事与同事、家人争吵，且不能自控。所以患者要学会控制自己情绪。家人及单位的同事应对患者给予理解，创造一个较好环境，以避免精神刺激。

◆控制、禁食含碘和刺激性食物

患者吃了含碘的食物，容易促使甲状腺组织硬化，对已肿大的硬块僵硬难消，导致患者病情迟迟难愈。因此，甲状腺功能亢进症患者应少吃海鱼、海带等富含碘的食品。同时，应忌食生葱、生蒜、辣椒、酒等刺激性食物。

◆预防感染

甲状腺功能亢进症患者白细胞总数较少，粒细胞也低，容易引起感染。若发生感染，会使已控制的甲状腺功能亢进症复发或加剧，甚至出现甲状腺功能亢进症危象。所以要学会预防各种感染，而一旦发现感染征兆，则应立即控制。

◆冬日要保暖

甲状腺功能亢进症患者体内能量消耗大、抵抗力差，如果不注意保暖，出汗后不及时更衣，很容易感冒发烧，对康复十分不利。所以甲状腺功能亢进症患者冬季应关注气候改变，随时增添衣服，积极预防感冒。

★甲状腺功能亢进症患者饮食应注意

◆在日常的生活中要适当增加矿物质和维生素，特别含钾、钙及磷高的食物等，如有腹泻更应注意，多进食含维生素 B_1、维生素 B_2 及维生素 C 丰富的食物，适当多使用动物内脏、新鲜绿叶蔬菜，必要时补充维生素类制剂。

◆在日常的生活中需要增加碳水化合物，碳水化合物一般占总热能的 60% ~ 70%，蛋白质应高于正常人。

◆在日常的生活中应确保热能供给，热能需要量应结合临床治疗的需要和患者进食量来确定，通常正常人每天增加50%～70%。

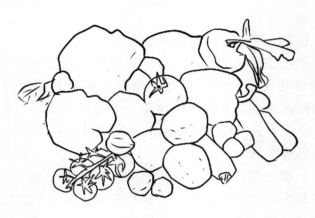

 甲亢与生育

　　甲亢患者在病情得以控制停药后是可以怀孕的。若甲亢已经治愈，经过停药1年观察，没有复发，可以考虑怀孕。同时在孕前要定期监测甲亢的症状，若有复发提示，随时复查甲状腺功能。如果甲亢复发了，或者目前甲亢尚在药物治疗中，最好严格避孕，因为甲状腺激素水平过高和药物都有可能对胎儿导致不良影响。

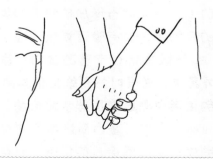

八 甲状腺功能减退症

甲状腺功能减退症（简称甲减）是指由多种原因引起的甲状腺激素合成、分泌或生物效应不足，造成以全身新陈代谢率降低为特征的内分泌疾病。本病若始于胎儿期或婴儿期时称为克汀病或呆小病；始于性发育前儿童称为幼儿型甲减，严重者称为幼年黏液性水肿；成年发病则称为甲减，严重时称为黏液性水肿。按照病变部位可分为甲状腺性、垂体性、下丘脑性及受体性甲减。

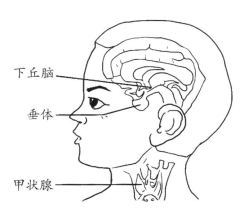

下丘脑

垂体

甲状腺

认识疾病

★甲状腺功能减退症的病因

病因有多种，以甲状腺性最多见，其次为垂体性，下丘脑性及甲状腺激素受体性少见。

（1）甲状腺性甲减 占90%以上，大多数因为后天获得性甲状腺组织遭破坏：由遗传因素造成甲状腺激素酶系失常者少见。炎症，如免疫反应或病毒感染等所致，桥本甲状腺炎是自发性甲减中最常见的病因。

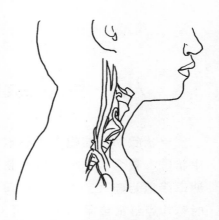

（2）垂体性甲减 由于垂体疾病引起TSH不足而出现继发性甲减，其病因可由肿瘤、手术、放疗和产后垂体缺血坏死导致，后者腺垂体被广泛破坏。多表现为多种垂体促靶腺激素分泌减少。

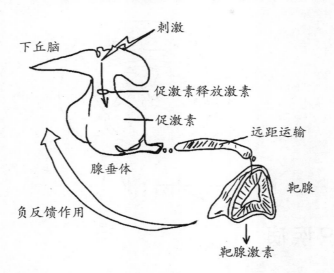

（3）下丘脑性甲减 TRH分泌不足可致TSH和甲状腺激素分泌功能低下而造成下丘脑性甲减。病因可由下丘脑肿瘤、炎症、肉芽肿和放疗等所致。

（4）受体性甲减（亦称甲状腺激素抵抗综合征） 较少见。特点为体内靶组织器官对甲状腺激素的反应降低或丧失，分为全身型、周围型及中枢型。除中枢型外，血中 T_3、T_4 多正常或增高，临床表现为显著的甲减综合征。

（5）消耗性甲减 可发生于血管瘤或其他肿瘤的儿童和体外循环心脏手术者。

★甲状腺功能减退症的临床表现

甲减多数为原发性甲减，甲状腺激素水平下降刺激垂体分泌 TSH，TSH 升高促使甲状腺滤泡增生（甲减早期甲状腺滤泡还未萎缩）、体积增大，首先表现为脖子粗、甲状腺肿大。

甲状腺激素可促进机体新陈代谢，甲减患者新陈代谢减退，表现为畏寒，乏力，皮肤干燥，头发枯萎、脱发，面部、眼睑水肿，嗜睡，记忆力下降，头痛，耳聋和眩晕等非特异性表现，以及多系统受累的表现。

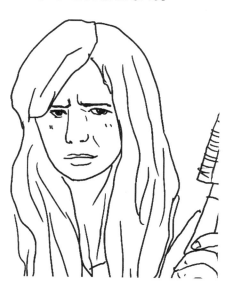

（1）心血管系统　与甲亢相反，甲减时以心动过缓为主要特征，严重时可有心包积液。有些甲减患者可以表现肌酶升高，而被误以为是心肌梗死。甲状腺激素缺乏导致胆固醇降解减少，血液中胆固醇水平升高，同型半胱氨酸升高，容易出现动脉硬化。

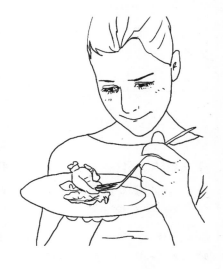

（2）胃肠道　因为代谢功能减退，能量消耗减少，患者表现食欲下降，胃肠道蠕动减低，引起便秘、腹痛和腹胀，有时症状与肠道梗阻相似，引起不必要的手术。

（3）神经系统　常见反应迟钝、记忆减退，言语缓慢。

（4）肌肉　症状包括肌痛、僵硬、痛性痉挛、活动缓慢、易疲劳等。有的甲减患者表现为假性肌肥大。

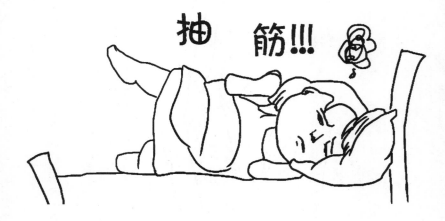

（5）生殖系统　甲减多发生在育龄妇女，表现为月经周期以及量的变化。月经稀发是最常见的，闭经、月经频发、月经过多也有发生，育龄甲减女性还可以表现为痛经，补充甲状腺激素能够缓解。严重甲减可以表现出性欲降低和排卵障碍，甲减孕妇可以表现胎停育或自动流产。

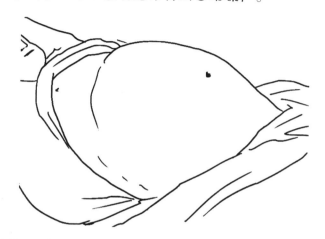

　　男性甲减由于性激素结合蛋白减少引起睾酮水平下降，引起性欲减低，重者阳痿。

预防治疗

★甲状腺功能减退症的预防

▲呆小症的病因预防

　　地方性的呆小症，胚胎时期孕妇缺碘是发病的重点，散发性的呆小症，多由孕妇患的某些自身免疫性甲状腺疾病所致，明确病因进行预防，母体妊娠期服用抗甲状腺药物尽可能避免剂量过大，或是加用小剂量甲状腺制剂，并避免其他导致甲状腺肿的药物。

▲成人甲状腺功能减退的预防

及时治疗容易引起甲减的甲状腺疾病，避免手术治疗甲状腺疾病或放射性 ^{131}I 治疗甲亢引起的甲减。

早期诊断、早期及时有效的治疗是预防甲减病情恶化的关键，早期采用中医药治疗可有效地防止并发症的发生，注意生活调理，避免加剧病情因素的刺激。

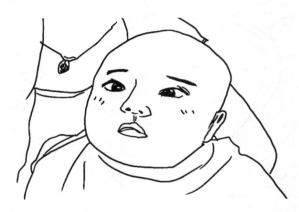

甲减病愈后机体尚处于调理阴阳、以"平"为期的阶段，这时的饮食、精神、药膳、锻炼、药物等综合调理是非常有必要的。增强体质，提高御病能力，是病后避免复发的重要措施。

★甲状腺功能减退症的治疗

（1）替代治疗　治疗目标是保持 TSH 水平在正常范围。无论哪种甲减均需甲状腺激素治疗，永久性者应终身服药。开始用量和最佳维持量应个体化。

左甲状腺素钠（L-T$_4$）作用时间较长（t$_{1/2}$ 为 7 日）而稳定，列为首选。初始剂量为 25～50μg/d，1 次／日；每 1～2 周增加 25μg，在第一次随访前的剂量不能超过

100μg/d。在起始治疗后 4～6 周要测定 TSH 及甲状腺激素的水平，并根据 TSH 的水平来调整 L-T$_4$ 的剂量，每 4～6 周调整剂量 1 次，每次增加的剂量 ≤ 25μg/d。

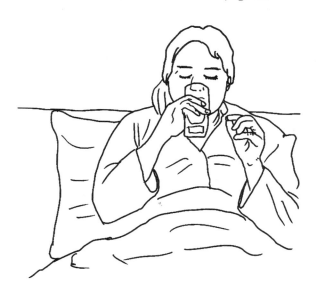

甲状腺片　目前基本不建议使用，因其口服吸收缓慢，生物效应不稳定。初始剂量为 10～20mg/d，视病情每周增加为 10～20mg/d，维持量为 60～180mg/d。

甲状腺激素　对外周型甲状腺激素抵抗综合征，应补充较大剂量的甲状腺激素。

（2）对症治疗　有贫血者应补充铁剂、维生素 B$_{12}$、叶酸等。

（3）病因治疗　对抗甲状腺药物造成的药物性甲减，通过及时调整剂量能够避免甲减的发生；胎儿、新生儿的甲减应大力通过筛选诊断，及早给予治疗。

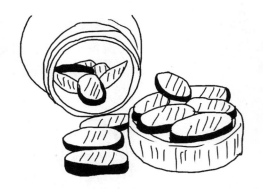

★甲状腺激素服用的方法和注意事项

目前市场上甲状腺激素制剂包括三种：

◆甲状腺片

用动物（主要是猪或牛）的甲状腺焙干，碾磨成粉，压成制片。将片剂灰化后，测定其中碘的含量来标定甲状腺片的生物含量。因为甲状腺内碘的含量包括甲状腺内 T_4、T_3、T_2、T_1 甚至无机碘，碘量与甲状腺激素的生物效应不平行，所以甲状腺片生物效价稳定性不足。甲状腺片在肠道吸收，效价不够稳定，但制作简单，来源广泛，价格便宜，避光、阴冷处存放不易变质。剂量是 40mg/片，每天的替代剂量为 40～60mg，个别可以 80～120mg。

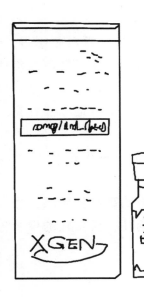

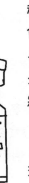

◆左甲状腺素钠片（$L-T_4$）

$L-T_4$ 是人工合成的，生物效价稳定。有口服片剂与静脉注射两种，片剂剂量有 5 种，分别为 20、50、75、100 和 125μg/ 片。

◆碘塞罗宁（T_3）

T_3 是人工合成的，生物效价稳定，仅有口服制剂，没有静脉注射液。片剂为 3 种，分别为 5、25 和 50μg/ 片。因为 T_3 对心血管的作用太强，临床上只用于 T_3 抑制试验，极少用在治疗上，该药目前国内还不能生产。

★ 甲减在孕前和孕期的治疗

胎儿发育依赖母亲充足的 T_4，而不是 T_3，所以左甲状腺素钠片（L-T_4）是妊娠妇女或准备妊娠女性的甲减替代治疗首选的制剂。妊娠妇女一旦确定为甲减，应及时足量补充外源性 L-T_4，调整母体的甲状腺激素水平，确保母体对胎儿甲状腺激素的供给。妊娠前已经确诊的甲减患者需要调节 L-T_4 剂量，在 TSH 水平低于 2.5μU/L 情况下再考虑妊娠。

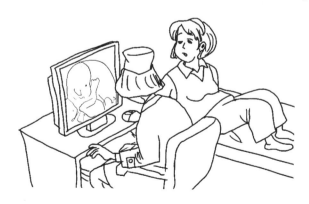

以往无甲减病史，而妊娠期间诊断甲减的孕妇，应马上使用 L-T_4 治疗，使 TSH 及早达到目标值。妊娠期间，L-T_4 剂量一般较非妊娠状态时增加 30% ~ 50%。调整 L-T_4 剂量时推荐每 2～4 周测定一次 TSH、FT$_4$。若 TSH 在妊娠的正常值之内，可以延长到每 4～8 周复查 1 次。L-T$_4$ 不能与铁剂、钙剂、豆类食品同时服用，与上述药物及食品服用间隔应该在 4 小时以上。

日常保养

★甲状腺功能减退症患者日常生活中应注意

◆多吃含有维生素、高蛋白、高热量的饮食。多进食水果，新鲜蔬菜，海带含碘丰富的食物。

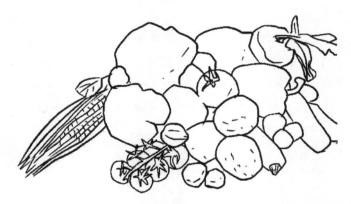

◆根据天气变化增减衣服，保持温暖。养成每天大便的习惯。

★甲状腺功能减退症患者饮食应注意

（1）补充适量碘　国内通常采用每 2～10kg 盐加 1g 碘化钾的浓度用以防治甲状腺肿大，使发病率显著下降，适用于地方性甲状腺肿流行区。另外，对生育妇女更要注意碘盐的补充，防止因母体缺碘而引起子代患克汀病。

（2）供给足量蛋白质　每人每天蛋白质量至少大于20g，才能维持人体蛋白质平衡，氨基酸是构成蛋白质的基本成分，每日约有3%蛋白质不断更新，甲减时小肠黏膜更新速度下降，消化液分泌腺体受影响，酶活力下降，通常白蛋白下降，所以应补充必需氨基酸，供给足量蛋白质，改善病情。

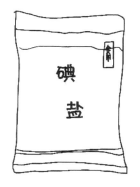

（3）限制脂肪和富含胆固醇的饮食　甲减患者经常有高脂血症，这在原发性甲减更显著，故应限制脂肪摄入。每日脂肪供给占总热量20%左右，并限制富含胆固醇的饮食。

（4）纠正贫血，供给丰富维生素　有贫血者应补充富含铁质的饮食、补充维生素B_{12}。如动物肝脏，必要时还要供给叶酸、肝制剂等。

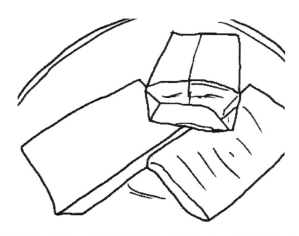

（5）宜选食物　因缺碘引起的甲减，需进食适量海带、紫菜，可用碘盐、碘酱油、碘蛋或者面包加碘。炒菜时要注意，碘盐不宜放入沸油中，避免碘挥发而降低碘浓度。蛋白质补充可选择蛋类、乳类、各种肉类、鱼类；植物蛋白能够互补，如各种豆制品、黄豆等。供给动物肝脏可纠正贫血，还要确保供给各种蔬菜及新鲜水果。

（6）忌选食物 忌各种引起甲状腺肿的食物，如卷心菜、白菜、油菜、木薯、核桃等；忌富含胆固醇的食物，包括奶油等。最好不用高脂肪类食品，如食油、花生米、核桃仁、杏仁、芝麻酱、火腿、五花肉、乳酪等。

九　甲状腺癌

　　甲状腺癌是最常见的甲状腺恶性肿瘤，是源自于甲状腺上皮细胞的恶性肿瘤，绝大部分甲状腺癌起源于滤泡上皮细胞，按照病理类型可分为乳头状癌、滤泡状腺癌，但预后良好。滤泡状腺癌生长较快，属中度恶性，易经血运转移，未分化癌预后较差，平均存活时间3～6个月。甲状腺癌中以乳头状癌在临床上比较多见。

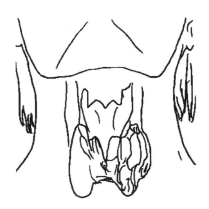

认识疾病

★甲状腺癌的病因

◆放射性损伤

　　在临床上许多事实表明，甲状腺癌的发生与放射线的作用有关。尤其令人注意的是，在婴幼期曾因胸腺肿大或淋巴腺样增殖而接受上纵隔或颈部放射治疗的儿童极易发生甲状腺癌，这是因为儿童和少年的细胞增殖旺盛，放射线是一种附加刺激，容易促发其肿瘤的形成。成人接受颈部放射治疗后发生甲状腺癌的机会则少见。

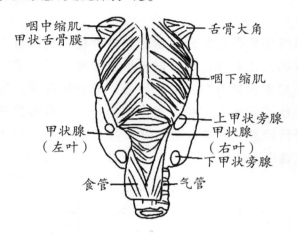

◆碘缺乏

摄碘过量或缺碘均可导致甲状腺的结构和功能发生改变。如瑞士地方性甲状腺肿流行区的甲状腺癌发病率为2‰，比柏林等非流行区高出20倍。相反，高碘饮食也能够诱发甲状腺癌，冰岛与日本是摄碘量最高的国家，其甲状腺癌的发生率比其他国家高。这可能与TSH刺激甲状腺增生的因素有关。实验证实，长期的TSH刺激能促使甲状腺增生，形成结节和癌变。

◆遗传因素

5%～10%甲状腺髓样癌有显著的家族史，而且常常合并有嗜铬细胞瘤等，推测这类癌的发生可能与染色体遗传因素有关。

★ 甲状腺癌的临床表现

甲状腺癌早期临床表现不显著，患者或家人与医生偶然发现颈部甲状腺有质地坚硬且高低不平的肿块，多无自觉症状，颈部肿块常常为非对称性硬块，甲状腺结节肿块可慢慢增大，随吞咽上下活动，并可累及气管而固定，肿块易较早产生压迫症状，如伴有声音嘶哑，呼吸不畅，吞咽费力，或局部压痛等压迫症状，颈静脉受压时，可出现患侧静脉怒张以及面部水肿等体征，为甲状腺癌的特征之一。

◆ 甲状腺乳头状癌

发病高峰年龄为 30～50 岁，女性患者是男性患者的 3 倍，在外部射线引起的甲状腺癌中，85% 为乳头状癌，人与癌瘤并存的病程可长达数年甚至十数年，甚至发生肺转移后，仍可带瘤生存。

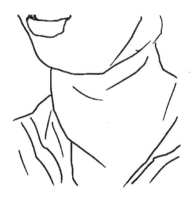

甲状腺乳头状癌表现为慢慢肿大的颈部肿块，肿块为无痛性，可能是被患者或医师无意中发现，故就诊时间一般较晚，且易误诊为良性病变，可发生不同程度的声音嘶哑，甲状腺乳头状癌的患者没有甲状腺功能的改变，但部分患者可产生甲亢。

甲状腺乳头状癌发生淋巴结转移时，多局限在甲状腺区域，少数病例可出现腋窝淋巴结转移。少部分病例通过血行途径进行转移，主要为肺部转移，可在肺部形成几个肿瘤结节或使得整个肺部呈现雪花状。

◆甲状腺滤泡状癌

可发生于任何年龄，但中老年人较多，发病的高峰年龄为40～60岁，已有显著的淋巴结转移或远处转移，甚至是远处骨转移的活检时才明确诊断。

大部分患者的首发表现为甲状腺的肿物，肿物生长迟缓，肿物的质地中等，边界不清，表面不光滑，甲状腺的活动度良好，肿瘤侵犯甲状腺邻近的组织后则固定，出现声音嘶哑。

甲状腺滤泡状癌较多侵犯血管，可以发生局部侵犯和经血道远处转移，和甲状腺乳头状癌相比，发生颈部和纵隔区域的淋巴结转移较少，大约为 8%～13%。

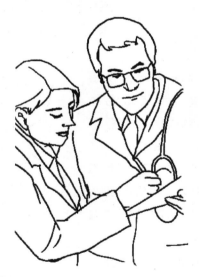

◆甲状腺髓样癌

大部分患者首诊时，主要表现为甲状腺的无痛性硬实结节，局部淋巴结肿大，偶尔淋巴结肿大成为首发症状，如果伴有异源性 ACTH，可产生不同的症状，血清降钙素水平显著增高，这是该病的最大特点。

甲状腺髓样癌的早期即累及甲状腺的淋巴管，并很快向腺体外的其他部位以及颈部淋巴结转移，也可通过血道形成远处转移，转移至肺，这可能与髓样癌缺乏包膜相关。

◆ 甲状腺未分化癌

甲状腺未分化癌为高度恶性肿瘤，约为甲状腺癌的2%～3%，发病年龄多大于65岁，年轻人则较少见，来源于滤泡细胞的甲状腺未分化癌还可形成巨细胞，其中以巨细胞及梭形细胞为多，也可在同一病例中同时存在分化型与未分化型癌，包括滤泡性腺瘤，并有肱二头肌的转移癌，虽然行颈淋巴结清扫及肱二头肌切除，仍发生肺转移而死亡。

① 绝大部分患者表现为进行性颈部肿块，可达64%～80%，而发病前并没有甲状腺肿大，肿块硬实，且迅速增大；② 甲状腺肿大，可伴有远处转移；③ 既往有甲状腺肿块病史，但甲状腺肿块突然迅速增大，并变得坚硬如石；④ 已有未经治疗的 DTC，在经一段时间后快速增大，并伴有区域淋巴结肿大。

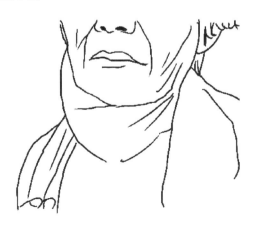

因为甲状腺未分化癌的恶性程度高，病情发展非常迅速，累及周围的组织器官，如气管，甚至在气管与食管间隙形成肿块，造成呼吸和吞咽障碍，首诊时已有颈部淋巴结转移的患者可达 90%，气管受侵犯的患者为 25%，通过血道已发生肺转移的患者为 50%。

预防治疗

★甲状腺癌的预防

◆尽量避免儿童期头颈部 X 线照射。

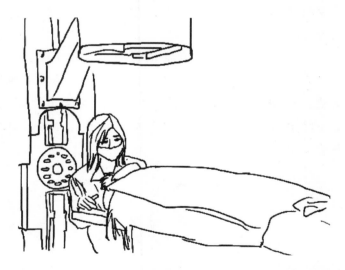

◆避免应用雌激素，因它对甲状腺癌的发生起着促进作用。

◆保持精神愉快，防止情志内伤，是预防本病发生的重要方面。

◆针对水土因素，注意饮食调摄，常常食用海带、海蛤、紫菜及采用碘化食盐，但过多地摄入碘也是有害的，因为它也可能是部分类型甲状腺癌的另一种诱发因素。

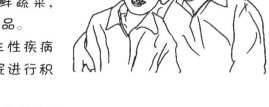

◆甲状腺癌患者应吃富于营养的食物及新鲜蔬菜，避免肥腻香燥辛辣之品。

◆对甲状腺增生性疾病及良性肿瘤应到医院进行积极正规的治疗。

◆甲状腺癌术后放化疗后积极采取中西医药物预防治疗是提高疗效的有效方法，积极锻炼身体，提高抗病能力。

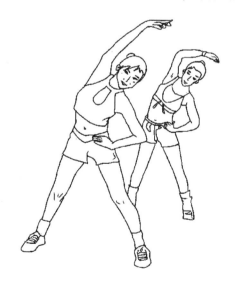

★甲状腺癌的治疗

◆甲状腺癌的手术治疗

分化型甲状腺癌的甲状腺切除术式主要有甲状腺全／次

全切除术和甲状腺腺叶＋峡部切除术。全甲状腺切除术即切除全部的甲状腺组织，无肉眼可见的甲状腺组织残存；甲状腺次全切除术即切除几乎肉眼可见的所有甲状腺组织（保留＜1g 的非肿瘤性甲状腺组织，如喉返神经入喉处或甲状旁腺处的非肿瘤性甲状腺组织）。

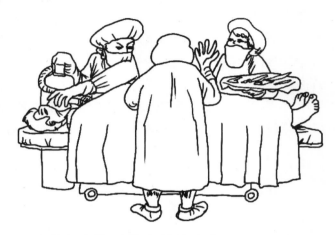

◆甲状腺癌的 ^{131}I 清甲和清灶治疗

^{131}I 是分化型甲状腺癌术后治疗的主要手段之一。^{131}I 治疗包含两个层次：一是采用 ^{131}I 清除分化型甲状腺癌术后残留的甲状腺组织，简称 ^{131}I 清甲；二是采用 ^{131}I 清除手术不能切除的分化型甲状腺癌转移灶，简称 ^{131}I 清灶。

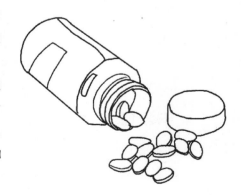

^{131}I 清甲治疗前需要提升血清 TSH 水平。血清 TSH ＞ 30mu/L 后可明显增加 DTC 肿瘤组织对 ^{131}I 的摄取。

首次 ^{131}I 清灶治疗应在 ^{131}I 清甲最少 3 个月后进行。^{131}I 清灶治疗后 2~10 天进行全身核素显像，预估治疗效果及后续清灶治疗的必要性。清灶治疗 6 个月后，可进行疗效评估。如果治疗有效（血清 Tg 持续下降，影像学检查显示转移灶缩小、减少），可重复清灶治疗，两次清灶治疗应相隔 4~8 个月。如果清灶治疗后血清 Tg 仍持续升高，或影像学检查表示转移灶增大、增多，或 PET 检查发现新增的高代谢病灶，则提示治疗无显著效果，应考虑终止 ^{131}I 治疗。

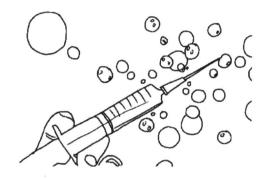

日常保养

★甲状腺癌患者日常生活中应注意

◆ 少食咸而辣的食物，不吃过热、过冷、过期及变质的食物；年老体弱或存在某种疾病遗传基因者酌情吃一些防癌食品及含碱量高的碱性食品，保持良好的精神状态。

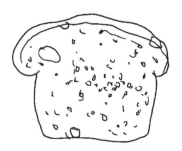

◆ 不要食用被污染的食物，

如被污染的水、农作物、家禽鱼蛋、发霉的食品等，多吃一些绿色有机食品，要避免病从口入。

◆ 养成良好的生活习惯，戒烟限酒。

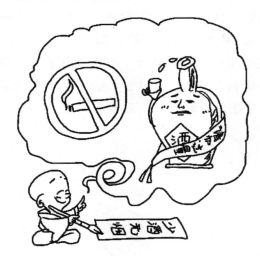

◆ 生活要规律，生活习惯不规律的人，如彻夜唱卡拉OK、打麻将、夜不归宿等生活无规律，都会加速体质酸化，容易患癌症。应当养成良好的生活习惯，进而保持弱碱性体质，使各种癌症疾病远离自己。

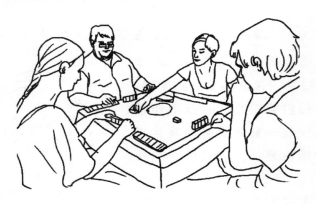

◆有良好的心态应对压力，劳逸结合，不能过度疲劳。压力是重要的癌症诱因，中医认为压力导致过劳体虚进而引起免疫功能下降、内分泌失调、体内代谢紊乱，造成体内酸性物质的沉积；压力也可导致精神紧张引起气滞血瘀、毒火内陷等。

◆加强体育锻炼，增强体质，多在阳光下运动，多出汗可将体内酸性物质随汗液排出体外，避免形成酸性体质。

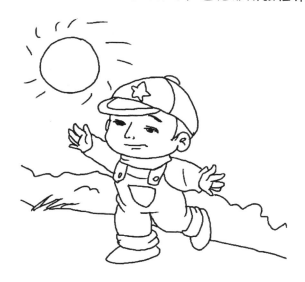

★甲状腺癌患者饮食应注意

◆多吃具有增强免疫力作用的食物，如甜杏仁、柿饼、芦笋、薏米、甲鱼、乌龟、核桃、香菇、蘑菇等。

◆多吃具有抗甲状腺癌作用的食物，如茯苓、山药、香菇、猴头菇、无花果、慈菇、萝卜、菱、杏、魔芋、海参、海带及牛、羊、鹿等动物肉。

◆宜吃具有健脾利水作用的食物，如核桃、黑大豆、山药、青鱼、猪羊肾、雀肉、鹌鹑蛋、薏米、扁豆、魔芋。

◆忌烟、酒及辛辣刺激性食物；不吃肥腻、黏滞食物及坚硬不易消化食物；不吃油炸、烧烤等食物。

十　骨质疏松症

★ 骨骼的功能

　　形态各异的骨通过韧带或关节连接在一起，共同组成了人的骨骼系统，它们除了像建筑物里的钢筋混凝土承担着塑形、支撑、保护人体的静态功能之外，还参与运动，并具有重要元素的储存、造血及内分泌调节的生物功能。

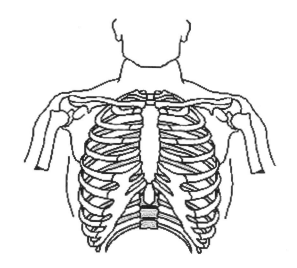

　　与骨骼系统相比，肌肉和脂肪对人体的塑形影响略显有些逊色，每一块骨的宽窄、长短影响着整个骨骼系统的形态，决定着人体的高矮、胖瘦，鞋码的尺寸、手套的大小。依据不同的骨骼形态，体型大致可分为三类，瘦长型、肥胖

型及中间型。

　　脊柱是人体最主要的中轴骨，它与其他的骨骼参与维持人的直立状态，支撑起头颅。肋骨搭建起胸腔的大致轮廓，肺可以在其内舒张、收缩。若发生多发的肋骨断裂，胸廓塌陷，肺脏也会被殃及，很难膨胀起来。当意外发生，肋骨保护着胸腔内的肺、心脏和血管这些重要结构。另外，还有许多坚硬的骨骼直接或间接地保护着诸多重要脏器，颅骨不但保护大脑，还保护着眼睛、中耳和内耳，脊柱保护着脊髓，髌骨看似非常小，其实也起着保护膝关节的作用。

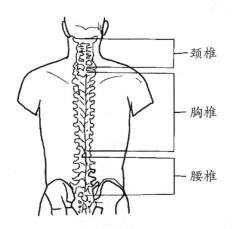

颈椎

胸椎

腰椎

　　当然，骨骼不只是静止的，骨与骨的连接形成了关节，跨过关节的肌腱附着于骨面，肌腱收缩和舒张形成的合力促使了肢体或躯干运动的形成。

　　骨骼本身也是一个仓库，储存了大量的钙与铁、羟基磷灰石和硫酸软骨素。骨骼还是人体造血的重要场合。幼年时，骨髓腔内含有大量的造血细胞，参与血液的形成；等到成年后，部分松质骨内仍具有造血功能。骨细胞还可以分泌一种叫作骨钙素的激素，可参与血糖调节和脂肪代谢。

★ 骨细胞的功能

成骨细胞的主要功能为产生骨基质、分泌Ⅰ型胶原、调节骨基质的矿化以及破骨细胞的骨吸收作用。骨不断地进行着重建，骨重建过程有破骨细胞贴附在旧骨区域，分泌酸性物质溶解矿物质，分泌蛋白酶消化骨基质，形成骨吸收陷窝；其后，成骨细胞转移至被吸收部位，分泌骨基质，骨基质矿化而形成新骨。

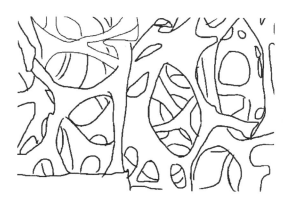

骨细胞在包埋入骨基质的初期仍能维持成骨细胞的特性，但骨细胞的内质网不显著，高尔基器萎缩减少。过去认为骨细胞是没有功能的，事实上，骨细胞具有重要作用，它不但可保持骨的完整性，作为骨存活的标志，而且骨细胞构成复杂的网络结构，感知骨骼所承受的外力，分泌骨硬化素，调节成骨细胞的活性。

破骨细胞能够分泌酸性物质和酶类，具有特殊的吸收骨骼功能，破骨细胞能够吸收骨基质的有机物和矿物质，正是因为破骨细胞具有吸收骨骼的作用，骨骼才能够得以不断更新。

★ 骨质疏松症

有些人认为骨质疏松是一种正常老化现象，身高变矮和驼背均是随年龄增加的结果，所以对这种疾病并不关注，也不认为需要接受治疗。还有些人则认为骨质疏松是由于缺钙，通过每天饮牛奶、服钙片，就能够治好骨质疏松。

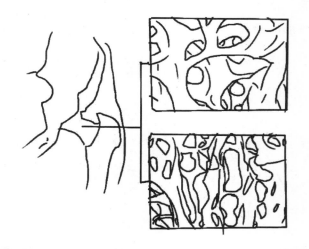

根据 2000 年美国国立卫生研究院（NIH）的专家讨论会提出的定义：骨质疏松症是以骨强度下降，骨折风险增加为特点的一种全身骨骼疾病；其中，骨强度又包括了骨密度和骨质量两个方面。根据病因骨质疏松症可以分为原发性骨质疏松与继发性骨质疏松两大类。原发性骨质疏松又包括绝经后骨质疏松（Ⅰ型）、老年性骨质疏松（Ⅱ型）以及特发性骨质疏松。

绝经后骨质疏松症通常发生在妇女绝经后 5～10 年内，由于雌激素水平明显下降导致骨量丢失；老年性骨质疏松症通常指 70 岁后发生的骨质疏松，因为年龄老化骨组织代谢减慢引起骨量减少；继发性骨质疏松是指由其他明确的疾病或药物等引起骨质疏松；而没有明确病因的青壮年患者，会被诊断为特发性骨质疏松。绝经后骨质疏松是最常见的一种骨质疏松。

认识疾病

★骨质疏松症的病因

◆内分泌因素

女性患者因为雌激素缺乏造成骨质疏松，男性则为性功能减退导致睾酮水平下降引起的。骨质疏松症在绝经后妇女尤其多见，卵巢早衰则使骨质疏松提前出现，表示雌激素减少是发生骨质疏松的重要因素。

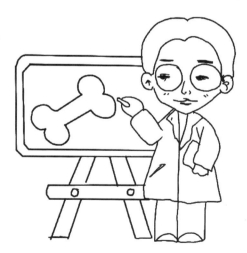

◆遗传因素

骨质疏松症以白人特别是北欧人种多见，其次为亚洲人，而黑人少见。骨密度是诊断骨质疏松症的重要指标，骨密度值主要决定于遗传因素，其次受环境因素的影响。

◆营养因素

青少年时钙的摄入情况和成年时的骨量峰直接相关，钙的缺乏造成 PTH 分泌和骨吸收增加，低钙饮食者容易发生骨质疏松，维生素 D 的缺乏导致骨基质的矿化受损，可形成骨质软化症，长期蛋白质缺乏造成骨基质蛋白合成不足，引起新骨生成减慢，如同时有钙缺乏，骨质疏松则加快出现。维生素 C 是骨基质羟脯氨酸合成中不可或缺的，能保持骨基质的正常生长及维持骨细胞产生足量的碱性磷酸酶，如果缺乏维生素 C 则可使骨基质合成减少。

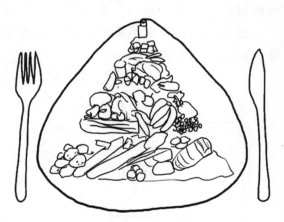

◆废用因素

肌肉对骨组织产生机械力的影响，肌肉发达骨骼强壮，则骨密度值高，因为老年人活动减少，使肌肉强度减弱，机械刺激少，骨量下降，同时肌肉强度的减弱和协调障碍使老年人比较容易摔跤，伴有骨量减少时则易发生骨折，老年人患有脑卒中等疾病后长期卧床不起，因废用因素导致骨量丢失，容易发生骨质疏松。

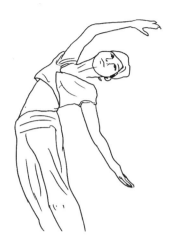

★ 我国骨质疏松症的患病率

骨质疏松症是一种与年龄有关的疾病，人口老龄化程度越高，患病人数越多。随着人类寿命延长以及老龄化社会的到来，骨质疏松症已成为人类的重要健康问题。目前，我国超过60岁老龄人口已逾2亿，是世界上老龄人口绝对数量最多的国家。

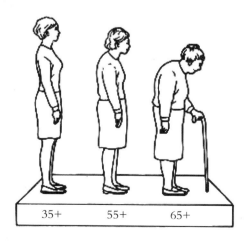

在人口老龄化的中国，骨质疏松症已经成为威胁人们生命健康的常见疾病，所以普及骨质疏松知识，做到早期诊断、及时预测骨折风险并采取规范的防治措施十分重要。

★骨质疏松症的先兆

◆疼痛

骨质疏松患者可有腰背疼痛或周身骨骼疼痛，负荷增加时疼痛加剧或活动受限，严重时翻身、起坐及行走有困难。但疼痛并非骨质疏松症的特征性表现，无法据此判断有无骨质疏松发生。

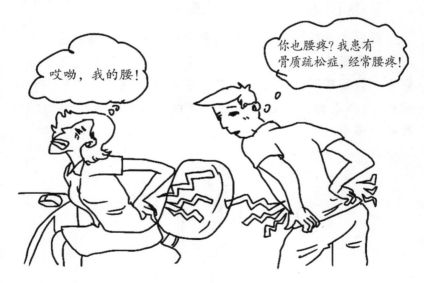

◆脊柱变形

骨质疏松严重者可有身高缩短以及驼背，脊柱畸形和伸展受限。胸椎压缩性骨折会造成胸廓畸形，影响心肺功能；腰椎骨折可能会改变腹部解剖结构，引起便秘、腹痛、腹胀、食欲减低和过早饱胀感等。

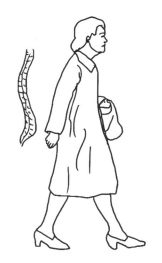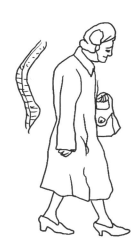

◆骨折

脆性骨折是指低能量或者非暴力骨折，发生脆性骨折的常见部位包括胸、腰椎，髋部，桡、尺骨远端和肱骨近端。其他部位也可发生骨折。发生过一次脆性骨折后，再次发生骨折的风险会显著增加。

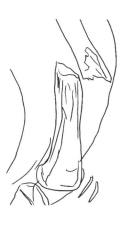

◆肢体麻木无力

骨质疏松症患者经常伴有骨质增生，压迫神经根或脊髓，导致肢体的麻木与无力。

◆下肢肌肉痉挛（腿抽筋）

女性多于男性。造成肌肉痉挛的原因是血钙降低。

骨质疏松症的危害

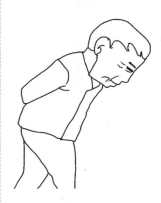

一提到骨质疏松的危害，也许很多人都会想到驼背、身高变矮和疼痛。除了这些熟知的不良现象，还有其他更严重可怕的危害吗？

骨质疏松症常被称为"沉默的杀手"，由于它的严重并发症是发生骨质疏松性骨折（脆性骨折），即在受到轻微创伤或日常活动中即可出现骨折。骨质疏松性骨折的常见部位为脊椎、髋部和前臂远端。骨质疏松性骨折的危害非常大，导致病残率和病死率的增加。

如发生髋部骨折，因长期卧床可能造成坠积性肺炎、深静脉血栓形成、压疮等合并症。而且，骨质疏松症及骨质疏松性骨折的治疗及护理，需要投入巨大的人力和物力，费用昂贵，造成沉重的家庭、社会的经济负担。

★ 骨质疏松症的体征

◆ 身高缩短、驼背

骨质疏松时，易于导致椎体变形。若身高比年轻时降低 3cm 以上，那么就有骨质疏松的嫌疑。若 1 年内身高变矮超过 2cm，那么就要考虑是否在不知情的情况下发生了椎体压缩性骨折。在严重骨质疏松时，整个脊柱会缩短 10～15cm。椎体压缩，但椎体后结构如棘突、椎板、椎弓根并未压缩，进而造成整个脊椎前屈和后突驼背畸形。由于受力的原因，有些患者还存在侧弯畸形。

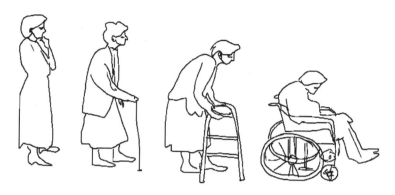

◆胸腰椎棘突叩压痛

当某个椎体棘突叩压痛检查为阳性时，表示这个椎体可能已经发生了压缩性骨折。值得一提的是，即使胸腰椎棘突没有叩压痛，也不表示就没有椎体压缩性骨折。

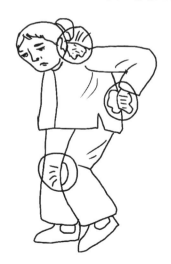

疼痛与骨质疏松症

有一些老年人认为无骨痛就不会有骨质疏松，直至发生脆性骨折才得知自己已是严重骨质疏松。其实，骨质疏松症早期可以无显著临床症状和体征，患者也没有任何不适感，到了中晚期，则可能出现疼痛。

骨质疏松症疼痛的主要原因包括：①骨转换过快，骨吸收增加导致骨小梁的吸收、断裂，骨皮质变薄、穿孔，进而引起全身疼痛；②在应力作用下，由于骨强度显著下降导致椎体楔形变而引起疼痛；③因为骨骼变形，导致附着在骨骼上的肌肉张力出现变化，肌肉容易疲劳，出现痉挛，进而产生肌膜性疼痛。疼痛最常见的部位是腰背部、肋部和髋部，胸背部严重畸形时，全身各处均有疼痛。但疼痛并不等于骨质疏松，它只是骨质疏松病情严重时可能出现的一种临床表现。

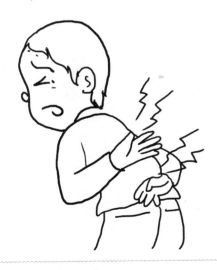

预防治疗

★ 骨质疏松症的三级预防

◆ 一级预防

应从儿童、青少年做起，如注意合理膳食营养，多食用含钙、磷高的食品，如鱼、虾、海带、牛奶（250mL 含 Ca 300mg）、乳制品、骨头汤、鸡蛋、豆类等，尽可能摆脱"危险因子"，坚持科学的生活方式，如坚持体育锻炼，多接受日光浴，不吸烟，不饮酒，少喝咖啡、浓茶以及含碳酸饮料，少吃糖及食盐，动物蛋白也不宜太多，晚婚，少育，哺乳期不宜过长。

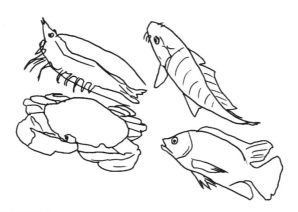

◆ 二级预防

人到中年，特别是妇女绝经后，骨丢失量加速进行，这时候应每年进行一次骨密度检查，对快速骨量减少的人群，应尽早采取防治对策。近年来欧美各国多数学者主张在妇女绝经后 3 年内就开始长期雌激素替代治疗，同时坚持长期预防性补钙，以安全、有效地防治骨质疏松，日本学者则多主张用活性维生素 D（罗钙全）和钙预防骨质疏松症，注意积极治疗与骨质疏松症相关的疾病，如糖尿病，类风湿性关节炎。

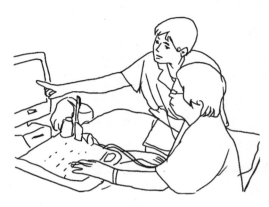

◆三级预防

对退行性骨质疏松症患者应积极采取抑制骨吸收（雌激素，CT，Ca），促进骨形成（活性维生素 D）的药物治疗，还应采取防摔、防碰、防绊、防颠等措施，对中老年骨折患者应积极手术，实行加强内固定，早期活动，同时给予补钙、止痛，促进骨生长，抑制骨丢失，提高免疫功能及整体素质等综合治疗。

★治疗骨质疏松症的常用药物

◆雌激素替代治疗（HRT）

雌激素能有效地减少骨吸收，是防治绝经后骨质疏松症的首选疗法。随着新药研发进展现在已有其他更为安全的药物可以作为替代。若患者有显著更年期综合征的表现，可以在绝经的早期短时间应用雌激素。选用性雌激素受体调节剂（SERMs），如雷诺息芬（60mg/次，1次／日，口服）等。

◆降钙素

具有抑制破骨细胞活性、加快其凋亡，并有中枢性镇痛作用，所以适用于骨转换率高，尤其伴有骨痛的患者。常见的有鲑鱼或鳗鱼降钙素。长期使用可发生"脱逸现象"，所以建议长期间断治疗。具体用法：①鲑鱼降钙素：短期用于止痛，第 1 周每天皮下或肌内注射 50~100U，第 2 周隔日注射同一剂量；骨痛于治疗的第 3 天开始显著缓解，第 7 天达最大疗效。如果用

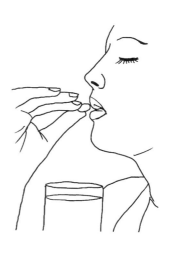

喷鼻剂，第 1 周每晚睡前左右鼻孔各喷 1 次，每喷 50U；第 2 周隔天喷，用量同前。如果长期使用，开始宜隔日肌内注射 50~100U，至少 6 个月；以后坚持，每周注射 2 次，每次 50~100U。②鳗鱼降钙素，20U/周，皮下注射。其常见不良反应有恶心、呕吐、颜面发红、味觉异常、寒战、口周感觉异常以及多尿，但一般无需停药；偶见过敏。

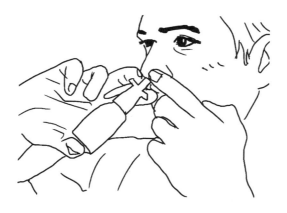

◆ 双膦酸盐

双膦酸盐是目前最受推崇的抗骨质疏松药物，具有广泛的适应证。临床上常见的有阿仑膦酸钠、利塞膦酸钠和唑来膦酸钠。阿仑膦酸钠，70mg/ 次，1 次 / 周或 10mg/ 次，1 次 / 日，连续服用。可增加骨质疏松症患者骨密度、降低椎体与非椎体骨折发生风险。利塞膦酸钠，35mg/ 次，1 次 / 周或 5mg/ 次，1 次 / 日，连续服用。唑来膦酸钠，5mg/ 次，静脉滴注至少 15 分钟以上，每年 1 次。

双膦酸盐总体安全性良好，使用时仍需关注：①口服时，应严格按药物说明书使用，活动性胃及十二指肠溃疡或反流性食管炎者不建议使用。②静脉注射时，应先评估肾功能，肌酐清除率低于 35mL/min 的患者不用。且静脉注射时间不能少于 15 分钟，液体量不能少于 250mL；静脉注射含氮双膦酸盐可引起一过性发热、骨痛以及肌痛等类流感样反应。

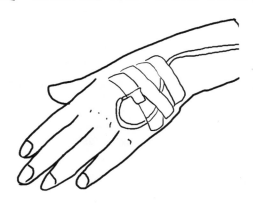

◆ 补钙和维生素 D_3

充分补钙非常重要，每日不少于 800mg，一般为 1000 ~ 1500mg/d。同时适量补充维生素 D 380 ~ 1000U/d，有助于肠钙吸收，老年人每日可加至 1000U。对于合并骨软化症或低骨转换性骨质疏松症，可选择活性维生素 D$_3$ 衍生物。

◆甲状旁腺激素

甲状旁腺激素是当前促进骨形成的代表药物，如特立帕肽，20μg/d，皮下注射，治疗时间通常不超过 2 年。应用时需专科医师指导，定期监测血钙，避免发生高钙血症。

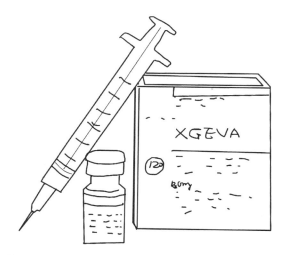

◆锶盐

锶是人体必需的微量元素，参与人体诸多生理功能。人工合成锶盐雷奈酸锶是新一代抗骨质疏松药，同时作用于成骨细胞及破骨细胞，具有抑制骨吸收与促进骨形成双重作用。2g/d，睡前服用（最好在进食 2 小时之后），不宜与钙和食物同服，避免影响吸收。肌酐清除率＜ 30mL/min 的患者不建议使用。

★ 椎体成形术

椎体成形术是一种通过向椎体内注射医用骨水泥或骨组织来增强椎体强度、增强椎体稳定性、缓解疼痛的手术技术。

对于伴发严重骨质疏松的椎体压缩性骨折患者，经皮椎体成形术是安全、有效的治疗措施。部分伴有严重骨质疏松的椎体压缩性骨折患者在发生骨折卧床数周后，因为椎体内严重的骨质疏松，骨愈合能力差，椎体内微骨折不稳定，造成胸腰背疼痛持续、难以缓解。椎体成形手术一般可以有效地缓解患者的临床症状，恢复患者的活动能力。

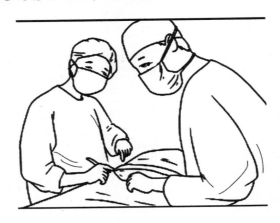

★ 糖皮质激素性骨质疏松的防治

因为糖皮质激素诱导的骨质疏松十分常见，其引起的骨痛及骨折不但显著影响患者的生活质量，也会增加患者的经济负担。积极防治糖皮质激素性骨质疏松十分必要。

患者应注意以下几个方面：

◆避免滥用糖皮质激素类药物，若必须使用，建议选用最小有效剂量。

◆一旦使用糖皮质激素，就应当多晒太阳，进食含钙丰富的食物，避免摔跤。

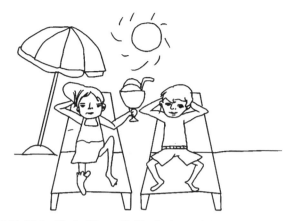

◆服用钙和维生素 D 类骨质疏松症基础治疗药物。

◆若糖皮质激素使用剂量超过每天 5mg，疗程将超过 3 个月，建议进行腰椎和股骨近端的骨密度检查，若骨密度与同性别青年人相比，评分小于 −1，则应该在医生指导下，加用双膦酸盐类药物，可有效抑制破骨细胞活性，增加骨密度，降低骨折风险。若患者伴有显著骨骼疼痛，可以在医生指导下，短期应用降钙素，减轻患者疼痛。

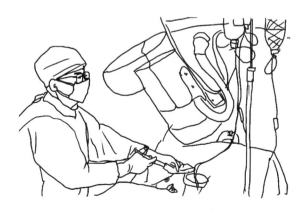

★ 失用性骨质疏松的防治

由于各种原因造成骨骼受到的机械性刺激减少，成骨细胞的活性减弱，会造成骨量的减少，骨矿质的丢失，导致失用性骨质疏松的生成。

加强对骨骼的机械性刺激是预防失用性骨折的核心，这种疗法被称作机械刺激疗法，属于物理治疗手段，比较常见的治疗手段主要包括被动运动疗法、主动运动疗法及电磁刺激疗法等。运动疗法的原则是尽早开展，由简入繁，由轻至重。

★ 糖尿病引起骨质疏松的防治

近年来，越来越多的研究显示，糖尿病与骨质疏松密切相关，骨骼病变与血糖控制水平、并发症情况平行。

所以对于病程较长的糖尿病患者，应进行骨转换生化指标和骨密度检测，积极控制糖尿病，养成有利于骨骼健康的生活习惯，并予以钙剂、维生素 D 的基础治疗，必要时联合骨吸收抑制剂或骨形成促进剂，治愈骨质疏松。对于胰岛素增敏剂引起的骨密度降低或骨折风险增加，最好停药，改用其他降糖药物，并予以有效的抗骨质疏松药物，特别是骨形成促进剂。

★ 长期甲亢引起骨质疏松的防治

骨组织不断地进行着新陈代谢过程，即骨重建过程。骨重建是破骨细胞对旧骨吸收及成骨细胞形成新骨的循环往复过程。甲状腺激素能够显著加快骨重建过程，它对成骨细胞与破骨细胞活性均有影响。

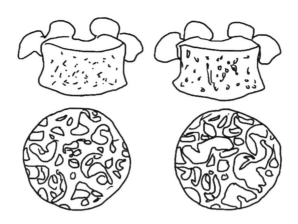

对于甲亢患者，应及早控制甲亢病情，减少过多甲状腺激素对骨骼的不利影响。长期不愈的甲亢患者，在治疗原发病的同时，最好在医生指导下，监测骨转换生化指标及骨密度，酌情予以钙剂、维生素 D 制剂。

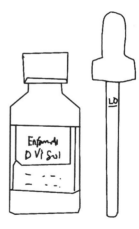

日常保养

★骨质疏松症患者日常生活中应注意

◆控制饮食，避免酸性物质的过量摄入。大多数的蔬菜水果均属于碱性食物，而大多数肉类、谷物、糖、酒、鱼虾等类食物均属于酸性食物。健康人每天的酸性食物和碱性食物的摄入比例应按照1:4的比例。

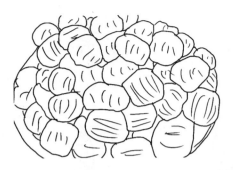

◆吸烟会影响骨峰的形成，大量饮酒不利于骨骼的新陈代谢，喝浓咖啡可以增加尿钙排泄、影响身体对钙的吸收，摄取过多的盐以及蛋白质过量也会增加钙流失。日常生活中应该避免上述不良习惯。

◆运动能够促进人体的新陈代谢。进行户外运动以及接受一定的日光照射，都有利于钙的吸收。运动中肌肉收缩、直接作用于骨骼的牵拉，有助于增加骨密度。所以，适度运动对预防骨质疏松亦是有益处的。

◆养成良好的生活习惯，彻夜唱卡拉OK、打麻将、夜不归宿等生活无规律，都会加剧体质酸化。应当养成良好的生活习惯，进而保持弱碱性体质，预防骨质疏松症的发生。

◆保持良好的心情，不要有过大的心理压力。压力过大会造成酸性物质的沉积，影响代谢的正常进行。适度调节心情和自身减压可以保持弱碱性体质，进而预防骨质疏松的发生。

★骨质疏松症患者饮食应注意

◆不宜多吃糖

多吃糖能影响钙质的吸收，间接地导致骨质疏松症。

◆不宜摄入过多的蛋白质

摄入蛋白质过多会导致钙的流失。根据实验发现，妇女每日摄取 65g 蛋白质，如果增加 50%，也就是每日摄取 98g 蛋白质，则每日有 26g 钙丢失。

◆不宜吃得过咸

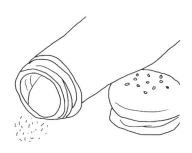

吃盐过多，也会增加钙的流失，会使骨质疏松症症状加剧。在实验中发现，每日摄取盐量为 0.5g，尿中钙量不变，如果增加为 5g，则尿中钙量明显增加。

◆不宜喝咖啡

嗜好喝咖啡者较不喝者易流失钙。实验表明，一组停经妇女患有骨质疏松症的患者中，有 31% 的人每天喝超过 4 杯的咖啡；而另一组骨质正常者中只有 19% 的人每天喝超过 4 杯的咖啡。

 人体每天适宜的补钙量

钙剂是保持骨骼健康的营养补充剂。

我国营养学会推荐成年人钙摄入量为 800mg，这是保持骨骼健康的适宜剂量，绝经后妇女及老年人每日钙摄入推荐量为 1000mg。目前的膳食营养调查表明我国老年人每日饮食钙摄入量只 400mg，这不足以维持骨骼健康，也不能治疗 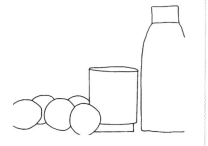 老年人群的骨质疏松症，建议老年人群每日应服用钙剂 500 ~ 600mg。

十一 性早熟

性早熟是儿科内分泌系统常见的发育异常，是指女童在8岁前，男童在9岁前出现第二性征发育的异常性疾病。中枢性性早熟（CPP）是因为下丘脑提前增加了促性腺激素释放激素（GnRH）的分泌和释放量，提前激活性腺轴功能，造成性腺发育和分泌性激素，使内、外生殖器发育及第二性征呈现。CPP又叫作GnRH依赖性性早熟，其过程呈进行性发展，直到生殖系统发育成熟。

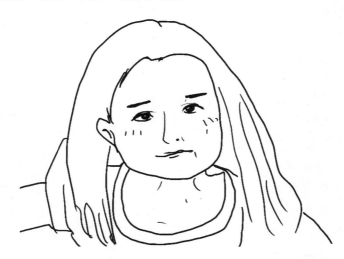

★儿童正常发育过程

在正常生理状态下，人体的生长发育受到大脑的精密调节，配合激素的分泌，遵循严格的时序性。人体大脑接近下丘脑位置，存在着一个特殊的功能结构，它就如同电门"开关"一样，操控着儿童青春发育的开始。随着年龄的增长，中枢神经系统慢慢发育成熟，也就是说，女孩大约在 11~13 岁、男孩大约在 12~14 岁时，青春发育的"开关"按照中枢神经系统的命令开启，下丘脑开始脉冲式地分泌促性腺激素释放激素，促性腺激素释放激素作用在脑垂体，使之合成与释放促性腺激素；促性腺激素作用在性腺（睾丸或卵巢），督促其制造和分泌大量的性激素（主要为睾酮及雌二醇），性激素具有十分广泛的生理作用，于是就开始了人生中标志着从幼稚迈向成熟的重要转折阶段——青春期。

★青春期的生理变化

人体的性发育一般遵循一定的顺序，虽然发育变化的时间会因人而异，但均发生在一定的年龄范围内。如下图所示，黑点表示这种变化开始的平均年龄。

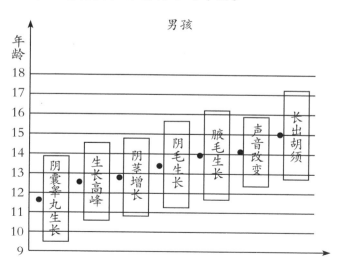

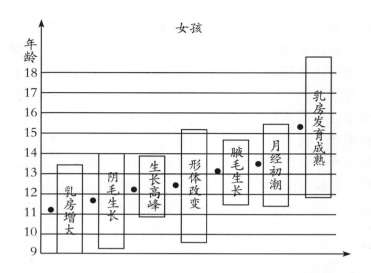

女孩

年龄

乳房增大

阴毛生长

生长高峰

形体改变

腋毛生长

月经初潮

乳房发育成熟

★真性性早熟和假性性早熟

（1）真性性早熟，又称中枢性性早熟。真性性早熟是诱使正常青春期的神经内分泌功能超前启动，是垂体过早地释放性激素（促性腺激素）引起的。这些激素会影响性器官的发育。

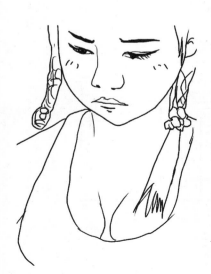

另外，垂体异常会造成激素过早地释放，如分泌激素的腺瘤，或大脑内控制垂体的丘脑下部异常。

（2）假性性早熟，又称末梢性性早熟。是由于性腺轴以外的因素引起性激素过多而出现的性早熟。假性性早熟的儿童，体内会产生很高水平的雄性或雌性激素。原因可能为肾上腺、卵巢或睾丸内有小的肿瘤。这些激素不会导致性腺成熟，但确实会使儿童看起来像成人。

认识疾病

★ 性早熟的病因

◆脑部有过某种病变。如结核性脑膜炎等后遗症，导致头颅底部下丘脑部粘连，可发生性早熟。

◆颅脑外伤，如颅底骨折等。

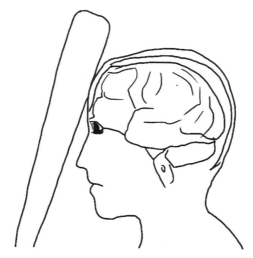

◆有家族史。

◆肾上腺皮质增生、肾上腺皮质肿瘤、性腺功能肿瘤、绒毛膜上皮癌等都能造成性早熟。由于病变和肿瘤本身能分泌性腺激素或促性腺激素，而使性器官发育。

◆小儿误食母亲的避孕药而发生外源性性早熟。

★性早熟的发病机制

（1）当内分泌干扰物（EEDS）类物质如洗涤剂、农药及塑料工业废物等污染土壤和水源，进入人体后，会影响人体自然激素的合成、分泌及运转。它可以同激素受体结合，产生拟雌激素活性或抗雄激素活性，进而改变人类和野生动物内分泌系统的功能，造成生殖、发育和行为异常。

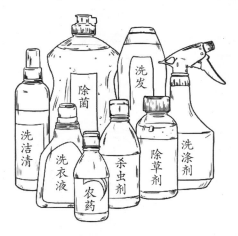

（2）人工合成雌激素的滥用。许多不法养殖户追求高产量，将人工合成雌激素添加在饲料中，这些肉类被食用后，人工合成的雌激素就会进入体内，影响内分泌。还有植物雌激素污染了水果、蔬菜，因为在瓜果生长、成熟过程中使用了植物激素，使得市场上出售的瓜果、蔬菜又大又漂亮，但吃出来味道平淡，若这些激素进入体内，人体的雌激素水平自然会增加。

（3）许多家长会给孩子吃各种各样的补品，如牛初乳、花粉、蜂王浆、蚕蛹、冬虫夏草等，寄望孩子身体健康。其实这些补品里有高含量的雌激素，长期食用容易引发性早熟。

（4）情感类电视剧、电影、书籍、漫画，其中某些情节如接吻、拥抱或性行为对儿童也有刺激作用。

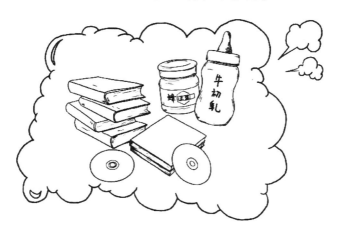

（5）光污染 现代社会产生的过量的或不适度的光辐射，如人工白昼、彩光污染、电脑显示屏亮度太大，儿童如果受过多的光线照射会通过减少松果体褪黑激素的分泌，减少对性发育的抑制作用，造成青春发育提前，甚至性早熟。

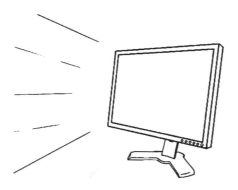

（6）心理因素 儿童被迫学习过重，课外体育活动时间

减少，容易肥胖，导致性早熟；留守儿童得不到关爱，心情压抑也可诱发性早熟。

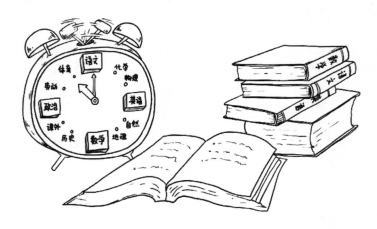

★ 性早熟的临床表现

▲ 特发性性早熟

通常为散发性，以女性多见（女：男约为 4:1）。少数可呈家族性（可能属于常染色体隐性遗传）。病因不明，女性常常在 8 岁前出现发育，其顺序为先乳腺发育→出现阴毛→月经来潮→出现腋毛，阴唇发育（有色素沉着），阴道分泌物增加。

男性在 9 岁前发生性发育，睾丸、阴茎长大，阴囊皮肤皱褶增加伴有色素加深，阴茎勃起增加，甚至有精子生成，肌肉增加，皮下脂肪减少。

两性都表现为身材骤长，骨龄提前，最终可使得骨骺过早融合，使成年身高变矮。性心理成熟也提前，少数可存在性交史或妊娠史。

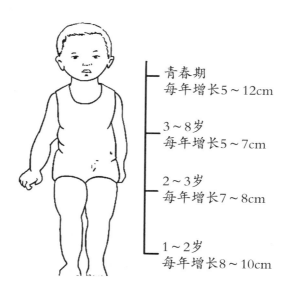

青春期
每年增长5～12cm

3～8岁
每年增长5～7cm

2～3岁
每年增长7～8cm

1～2岁
每年增长8～10cm

▲中枢神经系统疾病所致性早熟症

其临床表现和特发性者相似，本型同时可能具有神经系统器质性病变的相关表现。

▲原发性甲状腺功能减退症（甲减）伴性早熟症

少数幼儿期前患甲减者可伴发性早熟，可能由于甲状腺激素水平降低，负反馈降低，使下丘脑 TRH 分泌增多，而 TRH 不但刺激垂体分泌 TSH 增多，也刺激 PRL、LH 和 FSH 分泌增多，造成性早熟。

◆假性性早熟的临床表现

假性性早熟的临床表现和真性相比最主要的区别在于其性发育、成熟属于不完全性，即只表现为某些副性征的发育表现，但生殖细胞（精子和卵泡）未成熟，无生育能力。

儿童性早熟对身高的影响

正常发育的儿童是经由未闭合的骺软骨不断增生新的软骨、变成成骨，直至 20 岁左右最终闭合为止。性早熟的儿童因为性激素的刺激，骨龄常显著超过实际年龄，所以有骨骺成熟过快而提早愈合，生长早期停止，造成成年最终身材矮小。

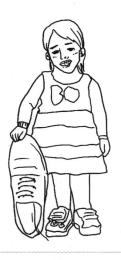

★ 性早熟的危害

◆有些性早熟是因为体内出现肿瘤，这些肿瘤能分泌类似性激素的物质，有时候在肿瘤还比较小时，它分泌的性激素的量已经很大，足以造成性发育，所以有性早熟的患儿一定要及时看医生，及早进行诊治。

◆特发性性早熟儿童受到体内性激素影响，体格增长过早，骨骺融合提前，生长期缩短，生长早期停止，使得最终的成人身高低于按正常青春期发育的同龄儿童身高。

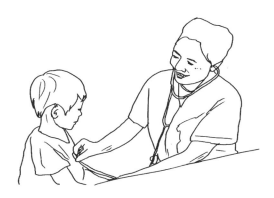

◆性早熟儿童虽然性征发育提前，但心理、智力发育水平仍是实际年龄水平，过早的性征出现和生殖器官发育会造成未成熟孩子心理障碍，也给生活带来很多不便，严重者甚至影响读书学习。

预防治疗

★ 性早熟的预防

◆普及科学育儿知识

性早熟和盲目进补。有些家长盲目买增高、增智保健品，也不分析儿童厌食的真正原因，盲目地给不爱吃饭的孩子应用可以增强食欲的保健品。殊不知，通常能够增加食欲的保健品往往含有激素成分，长期服用能够引起儿童血液中激素水平上升，进而导致性早熟。

普及膳食平衡知识。因为营养的改善、家庭生活条件优越、疾病减少等因素的作用，儿童生长及发育出现了加速趋势。有些家长太讲究进补，如在煲汤时将动物内脏一起煲，其中动物的甲状腺、性腺等内分泌腺体含有激素物质，通过食用可进入人体，导致性发育提前及性早熟者增多。

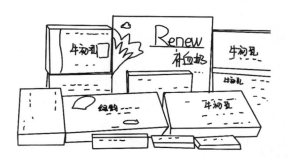

◆ 治理环境污染

避免环境类激素危害患儿。洗涤剂、农药和塑料工业向环境排放的物质及其分解产物，可在自然界生成一系列类激素污染物。如洗涤剂中的烷基化苯酚类，制造塑料制品过程中应用的添加剂、增塑剂邻苯二甲酸酯类及双酚 A 等。若这些污染物污染水源、食物或经皮肤吸收，被儿童摄入，即可引起生殖器官及骨骼的发育异常。所以环境类激素污染物可作为假性性早熟的直接病因。

◆ 避免误服避孕药

家长除掌握必要的医学常识外，平时应多留心观察孩子是否存在第二性征过早出现、10 岁以下的孩子身高增长突然加速等现象，一旦出现异常，应及时前往正规医院就诊。对性早熟的女性儿童进行月经知识及经期卫生的教育，性教育应根据儿童的理解力及早开始。

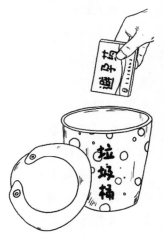

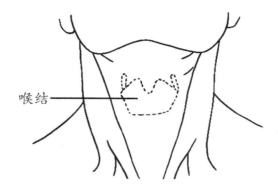

喉结

★ 性早熟的治疗

◆ 药物治疗

▲ 甲羟孕酮（甲孕酮）或氯地孕酮

可直接抑制 GnRH 及 FSl、LH 的释放，所以可治疗性早熟。常用剂量为 4～8mg/d。其缺点是长期应用可导致性腺类固醇的靶器官萎缩，停药后月经恢复慢。因为此药有类皮质激素作用，可导致体重增加、高血压和类库欣综合征。

▲ GnRH 类似物（GnRH-A）

GnRH-A 是现在治疗真性性早熟最有效的药物。GnRH-A 是改变了天然 GnRH 部分氨基酸结构后的类似物，它不但保留了 GnRH 的生物活性，而且与垂体前叶 GnRH 受体有更强的亲和力且不易被降解，半衰期更长，所以其作用强于 GnRH。GnRH-A 持续作用于 GnRH 受体，降调 GnRH 受体，使得垂体 LH 分泌细胞对 GnRH 的敏感性降低，阻断受体后负反馈机制，激活通路，使得 LH 分泌受抑，性激素水平快速下降。该作用是可逆的，停药后下丘脑－垂体－性腺轴功能能够恢复正常。现多采用 GnRH-A

的缓释剂型，如亮丙瑞林（leuprorelin）或曲普瑞林（达菲林），二者用法一样：每次50～60μg/kg，皮下注射，首次剂量较大，2周后加强注射1次（特别出现月经初潮者），以后每4周1次，间歇期不长于5周。通常GnRH-A注射后，数天内可使GnRH、睾酮、雌二醇水平发生暂时性升高。1周后逐渐下降到青春期前水平，渐至睾酮、雌激素分泌完全被抑制。治疗6个月后生长速度可降低至5～6cm/年。女孩乳腺缩小，阴毛减少，月经减少或闭经，男孩睾丸缩小，

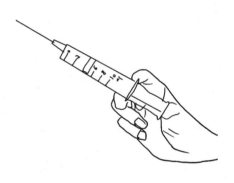

阴毛逐渐稀少，阴茎勃起减少。长期应用未发现显著副作用，但到青春期年龄就应停止使用。

对于Albright综合征和家族性男性性早熟症，用GnRH-A无效。可试用螺内酯（安体舒通）和睾酮内酯联合治疗。

▲酮康唑（ketoconazole）

用于治疗男性特发性性早熟，用法：4～8mg/（kg·d），分2～3次服用。本药对肝可能有毒性，需注意监测肝功，必要时停药，通常停药后可逆转肝功。

▲达那唑（danazole）

达那唑是人工合成的一种甾体杂环化合物，有抑制卵巢雌激素合成、卵巢滤泡发育、抗促性腺激素和轻度雄激素作用，可用于性早熟的治疗。

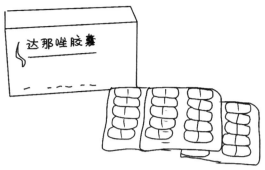

◆**手术治疗**

肿瘤确诊后应及时手术。下丘脑－垂体－松果体肿瘤可采用 γ 刀治疗，经照射后瘤体明显缩小，性早熟症可显著消退。

 营养与性早熟的关系

大量事实证明，青春发育与营养状况关系密切。近20年来，随着经济的发展，生活水平的提高，尤其是动物性蛋白质摄入量的增多，我国青少年的发育年龄也有所提前。据性早熟专科门诊调查发现，

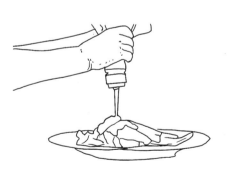

早熟的孩子大都喜食荤菜，有的甚至几乎不吃蔬菜。过量摄入动物性蛋白质容易引起性早熟其原因有二，一是蛋白质本身的作用，二是目前的食用动物通常为人工饲养，常

常有激素含量超标的问题。

有些家长对孩子的营养过度关注，盲目使用蜂王浆、花粉、鸡胚、动物初乳等，这些营养品中包含较高的免疫球蛋白，能增强人体的免疫功能，但同时其中性激素及促性腺激素含量较高，如长期服用，容易引起发育提前。

日常保养

★ 性早熟儿童生活中应注意

◆尽量避免长期看色彩艳丽的电视节目、电子游戏节目等，避免通过视网膜刺激引起性腺系统的提前启动。

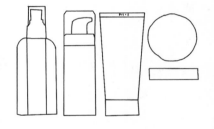

◆体育运动有助生长及防止体重过重。特别要加强锻炼下肢，每天应保证30分钟以上的运动时间，运动项目可选择跑步、爬楼和跳绳。

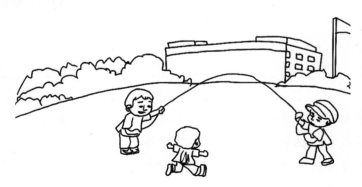

◆少吃洋快餐　有研究表明，每周光顾洋快餐 2 次以上，并常常食用油炸类膨化食品的儿童，其性早熟的可能性是普通儿童的 2.5 倍。所以每周限制宝宝吃洋快餐，用新鲜水果代替油炸类小食品。

◆少吃反季节蔬菜和水果以及含有添加剂的食品。

◆父母亲密时要避开孩子。禁止孩子看与性相关的影视和书籍。

★ 饮食与性早熟

◆人工养殖的动物类食品

现在市场上所出售的一些动物类肉制品，许多是使用了含有催熟剂的饲料喂养的，如肉鸡、鹌鹑、养殖的鱼虾、黄鳝等。激素会停留在特定的部位，如禽肉中的激素残留主要停留在家禽头颈部分的腺体中，所以少年儿童要少吃鸡脖和鸭脖，还有一些动物的内脏也要少食用。在购买时不妨选择相对安全的绿色食品或有机食品。推荐吃些海鱼海虾及适量的牛肉。平时荤菜品种要多样化，不能长期只吃一种荤菜。

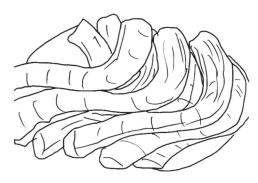

◆反季节蔬菜和水果

冬季的草莓、西瓜、西红柿等，过于鲜艳的水果，往往是催熟剂诱发而成，也应注意避免食用。在购买水果的时候，家长一定要注意时令，购买应季的蔬菜水果，那些没有到成熟期却颜色鲜艳、个大的水果，既不好吃，营养价值也不大。新鲜荔枝等食物，由于自身含有一定的类似性激素物质，过量食用也有可能引起性早熟。

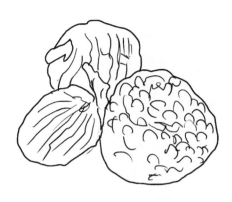

◆ 补品

冬虫夏草、人参、桂圆干、荔枝干、黄芪、沙参、蚕蛹、鸡胚、胎盘、蜂王浆、雪蛤、牛初乳、蛋白质粉、花粉制剂等营养滋补品往往含有较高的性激素类似物，也应避免食用。

◆ 饮料

饮料多含有添加剂，在国内添加剂标准还没严格界定以前，建议少喝，长期摄入过多既可能引发性早熟，也会造成孩子肠胃不适，引发肥胖等。

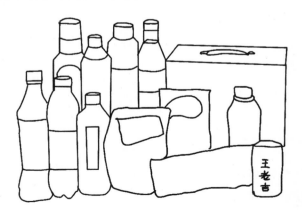

◆油炸类食品

随着肯德基、麦当劳等西方快餐在国内的兴盛，已经分布到城市的各个角落，无数儿童喜欢吃炸鸡、汉堡、薯条、炸薯片等这些高热量、高脂肪的垃圾食品。孰不知这些食物中含有的残留激素会对儿童成长造成很大危害。

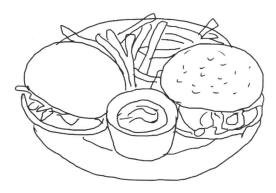

◆儿童保健产品

现在许多商家都抓住了家长希望自己的孩子能够"高"人一等的心态，而推出了一些所谓能帮助骨骼发育，令孩子快速生长的一些儿童保健产品。而盲目地服用这些产品，会引起儿童发育的不正常后果。由于这里面都含有激素成分，会让孩子过早成熟。

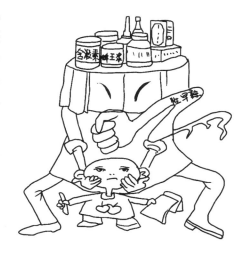

十二 血脂异常

血脂主要指血浆内的胆固醇和甘油三酯。血脂虽只占全身脂类的极小部分，但因其与动脉粥样硬化的发生、发展有密切联系，故备受公众关注。

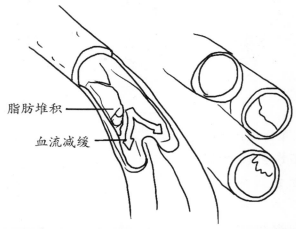

脂肪堆积

血流减缓

血脂异常是指因为脂肪代谢或转运异常而使血浆中血脂水平异常（过高或过低），可直接导致一些严重危害人体健康的疾病，如动脉粥样硬化、冠心病、胰腺炎等。

认识疾病

★血脂异常的病因

◆获得性因素

（1）高脂饮食　饮食中脂肪含量高，饱和脂肪酸摄入多。

（2）超重　身体质量指数升高，血尿素氮、总胆固醇合成升高。

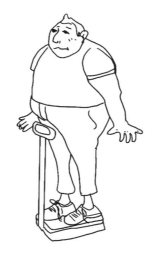

（3）雌激素缺乏。

（4）药物　如激素、利尿剂可干扰脂质代谢。

（5）不良生活习惯　单糖摄入过多。高脂饮食、饮酒过多、运动过少。

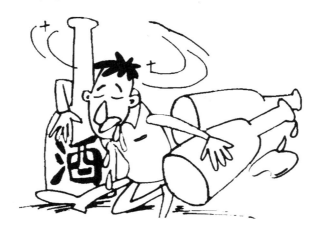

◆基因缺陷

某些基因产生突变，脂蛋白降解酶活性较低，脂蛋白结构或受体缺陷，脂蛋白清除减少，增加脂蛋白合成。

◆系统性疾病

甲状腺功能下降、糖尿病、肾病综合征，慢性乙醇中毒、胆道阻塞等均会产生血脂异常。

★血脂异常的危害

◆全身血管都遭殃

血脂高不但影响心脑功能，还会伤及下肢血管，有些腿疼就是胆固醇偏高引起的。

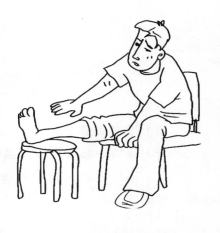

胆固醇包括低密度脂蛋白胆固醇（俗称"坏"胆固醇）与高密度脂蛋白胆固醇（俗称"好"胆固醇）。"坏"胆固醇会在血管里形成动脉粥样硬化斑块。

血管中的斑块不断增大，使动脉慢慢狭窄甚至阻塞，引起心绞痛、心肌缺血、脑梗塞、脑软化。更可怕的是，这些斑块犹如"不定时炸弹"，会在没有先兆时破裂，快速堵塞血管，引发急性心肌梗死甚至猝死。

血脂升高，还可能导致脂肪肝这个"富贵病"。有些中老年人喜欢临睡前加餐，睡眠较多，活动过少，这些因素都可引发体内代谢紊乱，特别易使脂肪代谢紊乱，造成脂肪沉积。

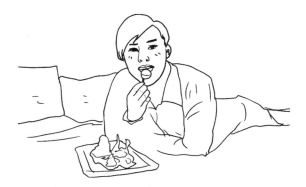

◆瘦人也会血脂高

许多人认为，高血脂是胖人的专利，实际上，若瘦人不爱运动，血脂也会出问题。

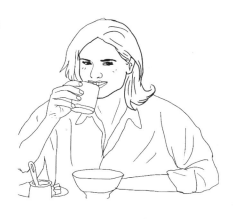

长得瘦的人并不能对高脂血症有免疫。因为血脂紊乱可以在相当长时间内无症状，瘦人如果误认为自己与高血脂无缘，在饮食上毫无节制，一旦发生症状就会比其他人更严重。研究发现，不爱运动的瘦人和胖人的血脂一样糟糕。所以体型偏瘦者一样要注意预防高血脂。

★血脂异常的临床表现

◆黄色瘤

由过多的脂质在局部组织沉积引起。主要累及部位为眼睑周围、手掌和手指的皱纹处，少数也可发生于肘、膝、踝、臀部等。

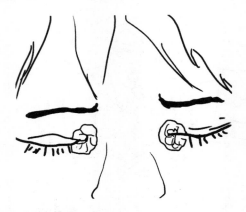

◆早发的心血管疾病

　　研究已经证实长期持续存在的脂蛋白异常血症可造成动脉粥样硬化，引发冠心病、脑卒中等心血管疾病。特别在家族性高胆固醇血症的患者中，心血管疾病通常早发，男性可在45岁，女性55岁。

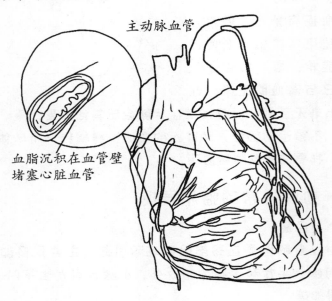

主动脉血管

血脂沉积在血管壁
堵塞心脏血管

◆自发性胰腺炎

主要见于以血清甘油三酯水平上升为主的患者中。因为乳糜微粒栓子阻塞胰腺的毛细血管，引起局限性胰腺细胞坏死而造成急性胰腺炎发作，一部分患者呈慢性复发性胰腺炎。

◆脂肪肝

血脂异常可导致脂肪在肝内大量蓄积，称为非酒精性脂肪肝（NAFLD）。其主要的危险因素包括：高脂肪高热量膳食结构、多坐少动的生活习惯，胰岛素抵抗、代谢综合征等。

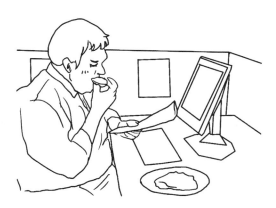

预防治疗

★血脂异常的预防

◆合理饮食

（1）饮食提倡清淡，基本吃素。但不应长期吃素，否则饮食成分不完善，反而可导致内生性胆固醇增高。

（2）宜限制高脂肪、高胆固醇类饮食，如动物脑髓、蛋黄、鸡肝、黄油等。

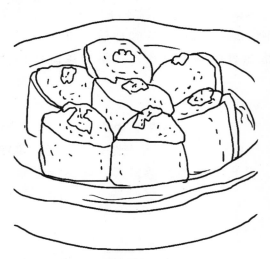

（3）脂肪摄入量每天限制在 30～50g。

（4）限制糖类食品，不吃甜食和零食。

（5）多吃蔬菜和水果。

（6）宜低盐饮食，食油宜用豆油、花生油、菜油、麻油等。

（7）饥饱适度。

◆戒烟限酒

香烟中的尼古丁，能使周围血管收缩及心肌应激性增加，使血压升高，诱发心绞痛发作。不适度饮酒能使心功能减退，对胃肠道、肝脏、神经系统、内分泌系统都有损害。

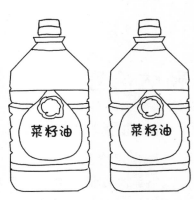

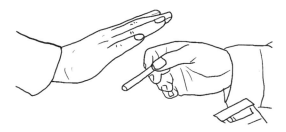

◆适度运动

坚持适度运动，如慢跑、五禽戏、太极拳、打乒乓球等。平时常常参加体力劳动，控制体重的增长。

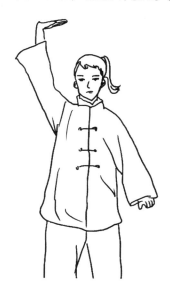

◆适量饮茶

茶叶中含有的儿茶酸有增强血管柔韧性、弹性及渗透性的作用，可预防血管硬化。茶叶中的茶碱与咖啡碱能兴奋精神，促进血液循环，减轻疲劳和具有利尿作用。适度饮茶能消除油腻饮食而减肥。

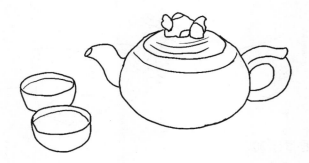

★血脂异常的治疗

◆心血管风险的评估

▲极高危

有下列任一情况的患者：①经过非侵入性检查（如冠脉造影、核素显像、应激超声心动图、超声发现颈动脉斑块）证明已患心血管疾病：既往心肌梗死史、急性冠脉综合征（ACS）、冠状动脉重建术 [如经皮冠脉介入手术（PCI）、冠状动脉旁路血管移植术（CABG）]、其他动脉血管重建术、缺血性脑卒中、周围动脉病变；②2 型糖尿病患者，已出现靶器官损害（如微量白蛋白尿）的 1 型糖尿病患者；③中度到重度慢性肾脏疾病患者 [肾小球滤过率（GFR）低于60mL/min]；④SCORE 评分 10 年发生致死性心血管疾病的风险≥10%。

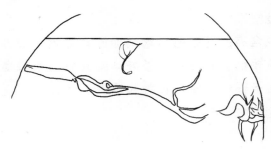

▲高危

具有以下任一情况者：①明显的单一危险因素如家族性高脂血症和严重的高血压；② SCORE 评分 10 年发生致死性心血管疾病的风险 ≥ 5% 且 < 10%。

▲中危

CORE 评分 10 年发生致死性心血管疾病的风险 ≥ 1% 且 < 5%。大多数中年个体属于这类风险。早发心血管病的家族史、腹型肥胖、体力活动方式、HDL-C、TG、高敏 C 反应蛋白（hs-CRP）、Lp（a）、纤维蛋白原、高半胱氨酸、ApoB 以及其所处的社会阶层等因素都可改变或调整这些个体的风险。

▲低危

SCORE 评分 10 年发生致死性心血管疾病的风险 < 1%。

◆一般治疗

研究已经证实，饮食因素能够直接影响动脉粥样硬化或通过影响其他心血管疾病的传统危险因素，如血脂水平、血压及血糖而促进动脉粥样硬化发生。对血脂异常的患者首先应予以改善生活方式，包括调整膳食结构，如锻炼减重、减少高脂食物的摄入、戒烟、戒 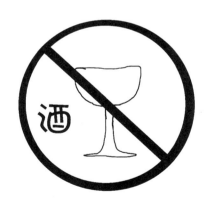 酒等，可以依据患者的具体情况制订个体化的饮食和运动方案。

◆内科治疗

SCORE 危险评分 ≥ 5% 的患者应在生活方式干预的

基础上结合药物治疗。血脂异常的治疗药物主要包括下列几类。

▲他汀类

即 3- 羟基 -3- 甲基戊二酰辅酶 A 还原酶抑制剂。该药可以竞争性抑制细胞内胆固醇合成的早期过程中该酶的活性，进而上调细胞表面 LDL 受体，加速血浆 LDL 的分解代谢，另外还可抑制 VLDL 的合成，所以可明显降低血浆 TC、LDL-C、ApoB 的水平，还可降低 TG 水平及轻度升高 HDL-C。研究发现他汀类还具有显著的抗炎、保护血管内皮等功能。所以各国指南均将他汀类定义为治疗血脂异常最重要的药物。

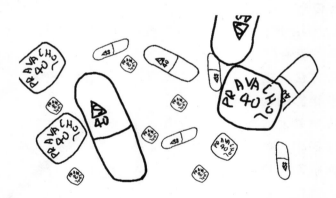

少数患者使用后可出现恶心、腹胀、腹泻或便秘、头痛、失眠、乏力、肌病或肝功能异常等，其中应格外注意肌病和肝功能异常。所以对服用此类药物的患者应定期监测血清肌酶和肝功能。

▲贝特类降脂药

主要用于以 TG 升高为主的脂蛋白异常血症，常用药物有非诺贝特、苯扎贝特、吉非贝齐等。这类药物通过增强脂蛋白脂酶的活性，使甘油三酯的水解增加，进而降低血浆甘油三酯水平，可使血浆 TG 降低 40%～60%，总胆固醇降低 5%～20%，并可升高 HDL-C 水平。这类药物有引起食欲减退、腹泻、恶心、皮疹、头痛、肝功能异常等副作用。

▲烟酸及其衍生物

主要用于 TG 升高为主的患者，主要通过抑制 cAMP 的形成，使得甘油三酯脂肪酶活性降低，并降低脂肪组织中脂肪的分解，使血浆中非酯化脂肪酸减少，进而减少 VLDL 在肝脏的合成。此类药物可使甘油三酯降低 20%～80%，总胆固醇降低 15%～30%，使 HDL-C 升高 15%～20%。但此药副作用较大，可出现皮肤瘙痒、灼热、食欲缺乏、恶心、呕吐、腹胀、腹痛、腹泻等。剂量过大还可造成消化性溃疡、糖耐量减低、血尿酸升高、肝功能异常等。所以目前此类药物已慢慢被贝特类药物所代替。

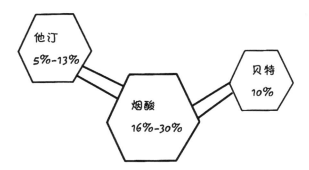

▲弹性酶

主要降低胆固醇，作用较弱，因此可用于轻度胆固醇升高的患者。此类药物能够抑制胆固醇的生物合成及促进胆固醇转化为胆酸，进而使血浆胆固醇水平下降。另外，该药还能减轻肝脏的脂肪变性，缓解脂肪肝；还有抗动脉粥样硬化的作用。本药副作用较小，服用较安全。

◆ 其他治疗方法

包括血浆净化治疗、外科手术治疗等。临床应用较少。

高脂血症

高脂血症是由各种原因造成的血浆中的胆固醇、甘油三酯以及低密度脂蛋白水平升高及高密度脂蛋白过低的一种的全身脂质代谢异常的一种疾病，临床分为Ⅰ、Ⅱ、Ⅲ、Ⅳ、Ⅴ五种类型，五型中任何一型脂质代谢异常都会造成某特定脂蛋白升高，通过判断哪一型脂蛋白的升高，就能够判断是哪一类型的高脂血症，最常见的是Ⅱ与Ⅳ型。

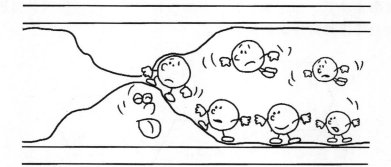

日常保养

★血脂异常患者日常生活中应注意

◆ 少酒少油多运动

饭桌上少吃油性食物：动物内脏、动物脂肪、油炸食品、红烧肉、对虾、带鱼等，都属于高脂饮食。血脂高的人应当减少这些食物的摄入。

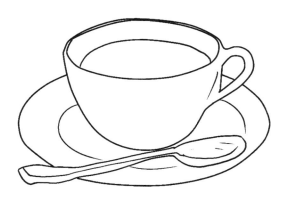

平常可适量多吃瘦肉、豆制品等蛋白质丰富的食物。还应注意主食不能太精太细，应适量多吃一些粗粮，如燕麦、玉米、甘薯等。确保充足的蔬菜、水果，以保证体内的维生素与膳食纤维需求；水果含糖量较高，食用量要适度。

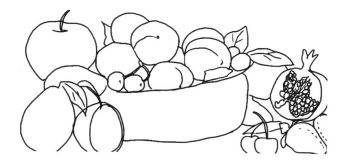

多点茶，少点酒。在常喝酒的人群里，每天酒精摄入大于 160g 者，40% 有脂肪肝。通常认为，酒精量每天超过 80 克，就可造成肝损伤。80g 相当于 38 度白酒 220mL（四两半左右）所包含的酒精。绿茶中的儿茶酚能降低血液中坏胆固醇的含量，增强血管柔韧性、弹性，预防血管硬化。不建议饮酒护血管。大量饮酒升高血压、甘油三酯，造成心房颤动、酒精性心肌病、脂肪肝、肝硬化，严重时甚至导致猝死。

"小球"助降脂。可根据自己体质选择适宜的运动项目。打乒乓球、羽毛球等"小球"，慢跑等运动均对降血脂有好处。没有运动习惯的人，要注意从小运动量开始，循序渐进。逐步达到适度的运动量，以增加体内脂肪的消耗。

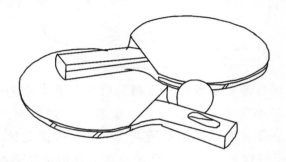

◆ 小药膳帮助调脂

每日三餐膳食要调配合理，粗细搭配，才能帮助调脂。利用中医药膳，也可加强去脂的效果。

胡萝卜、葵花子、鲜山楂、无花果、生槐花、嫩荷叶、菊花、鲜玉米、木耳等食物均有降脂的作用。

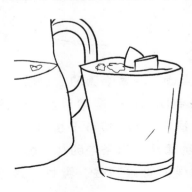

　　用决明子泡茶也能够调脂。将决明子用小火炒至香气溢出时起锅，每次取15g左右放入沸水，浸泡3~5分钟后饮用；或者用15~20g决明子泡水代茶饮用，也可加入绿茶，随饮随续水，直至味淡。或用决明子20g、枸杞子10g、菊花3g，用沸水泡杞菊决明茶，可常常饮用，调脂效果明显。

　　海带有调节血脂的作用，它含有的褐藻酸钠、海带淀粉可以通过降低血脂，帮助预防动脉硬化，降低胆固醇。凉拌与做汤都是常见的吃法，但脾胃虚寒者和孕妇不应多吃。

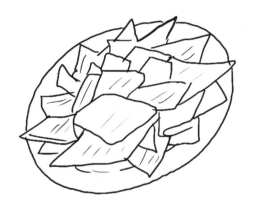

胆固醇的标准摄入量

　　胆固醇主要源于人体自身的合成，食物中的胆固醇是次要补充。例如一个70kg体重的成年人，体内大约有胆固醇140g，每日大约更新1g，其中4/5在体内代谢生成，只有1/5需从食物中补充，每人每日从食物中摄取胆固醇200mg，就能满足身体需要。成人每日胆固醇摄入量不宜超过300mg，量化为常见食物情况如下：

食物名称	食物分量 （mg/100g）	食物热量 （kcal/100g）
鸡蛋	51	73
鸡蛋黄	20	66
猪肉（肥瘦）	375	1481
猪肝	104	134
猪小排	205	57
牛肉	536	1747
羊肉	326	662
虾	125	109
蟹	252	202